いまさら聞けない…

Q&A

編著／渡邉　聡明
　　　秋吉　高志
執筆協力／樫田　博史

内視鏡医が知りたい 大腸外科 98 の疑問

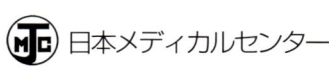
日本メディカルセンター

■ 編　著

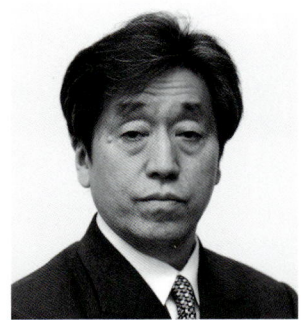

渡邉　聡明
帝京大学医学部外科教授

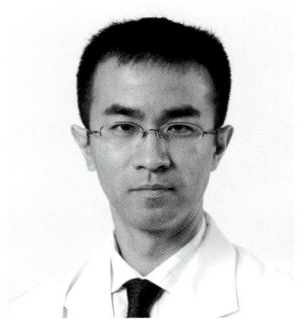

秋吉　高志
がん研有明病院消化器外科

■ 執筆協力

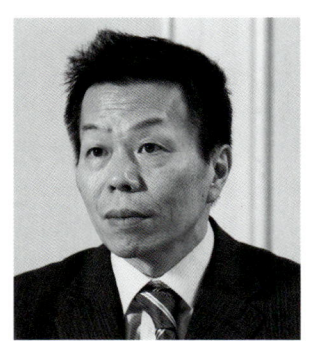

樫田　博史
近畿大学消化器内科教授・
消化器内視鏡部長

序　文

　近年の内視鏡治療の進歩には目を見張るものがあります．以前は手術が行われていたような病変でも，EMR や ESD により内視鏡的に治療が完結できることがあります．外科の役割は以前より小さくなってきているのかもしれません．

　しかし一方，内視鏡的摘除の適応が広くなるほど，偶発症の頻度も高くなってくる可能性があります．穿孔はそのなかでももっとも危惧される偶発症の一つだと思います．一口に穿孔といっても，胃と大腸，大腸のなかでも結腸と直腸，消化管内容物による腹腔内汚染の有無などにより治療法は異なります．大腸穿孔で手術が行われる場合には，人工肛門が必要な場合と，人工肛門は造設せずに穿孔部の閉鎖あるいは腸切除と吻合が行われる場合があります．

　では，具体的にどのような場合に人工肛門が必要となり，どのような場合に人工肛門なしの手術になるのでしょうか．この答えは必ずしも簡単ではありません．いろいろな状況を考慮して，外科医がそれぞれの経験を踏まえて最終的に術式が決定されます．その他，ESD で穿孔を起こしても人工肛門にしないための対処はどうしたらよいのか，など疑問に思うことも多いかと思います．

　このように，ふと疑問に思うきわめて基本的な質問でも，意外と答えは簡単でない場合も多いかと思います．いつも内視鏡診療に専念されている先生は，このような疑問を解決する機会が少ないかもしれません．学会などで扱われる内容でもありませんし，簡単で，基本的な質問なので「いまさら聞くのも……」と思われる内容かもしれません．そこで，普段疑問に思っていても，いまさら聞けないような疑問に答える本をつくろう，と思ったのが本書のきっかけで

す．実際に内科の先生にアンケートをお願いし，偶発症，早期癌，進行癌，イレウス，潰瘍性大腸炎，痔などに関する質問を寄せていただきました．なかには必ずしもエビデンスの十分でない事項もありますが，われわれ（著者）だったらこう思う，という内容をご紹介致しました．執筆協力としてご参加いただいた樫田博史先生には，寄せられた質問事項を整理していただき，また，内科医の視点から，われわれの解説に対しても有益なアドバイスをいただきました．内視鏡医の先生に少しでも外科のことを理解していただき，今後の診療のお役に立てることを期待しています．

帝京大学医学部外科教授
渡邉　聡明

いまさら聞けない… 内視鏡医が知りたい大腸外科 **98** の疑問

contents

Q&A

Ⅰ．結腸癌の術式

① 結腸癌の切除範囲はどうやって決めるのですか／**14**
② 上行結腸癌の場合，Bauhin 弁は必ず切除するのですか／**16**
③ 進行癌と早期癌で切除範囲は違うのですか／**17**
④ 内視鏡治療後の追加切除で早期癌を手術することもあると思いますが，進行癌と同じ扱いになるのですか／**18**
⑤ D1 ～ D3 郭清についてわかりやすく説明してください／**20**
⑥ 早期癌でも腫瘍からの腸管切除距離を 10cm 確保するのですか／**23**
⑦ 結腸癌においても郭清する範囲の違いによって，術後の後遺症など問題となることがありますか／**24**

Ⅱ．直腸癌の術式

⑧ 直腸癌の手術では，どういう場合に人工肛門になるのですか／**28**
⑨ いわゆる"究極の括約筋温存術"とはどのような手術ですか／**30**
⑩ 低位前方切除術と高位前方切除術でどう違うのですか／**32**
⑪ 低位前方切除術では，どのような術後合併症が考えられますか／**33**
⑫ Miles 手術，Hartmann 手術の術式の違いを教えてください／**34**

⓭Hartmann 手術はどのような場合に行うのですか／**36**
⓮Miles 手術はどのような場合に行うのですか／**38**
⓯TME，TSME について教えてください／**39**
⓰肛門縁と歯状線の違いについて教えてください／**41**
⓱よく外科の先生から「腫瘍の位置は，肛門縁から何センチですか」と聞かれますが，どのように測ればよいのでしょうか／**42**
⓲直腸早期癌で手術になる場合，側方郭清は必要ですか／**43**

Ⅲ．腹腔鏡下手術

⓳腹腔鏡下手術は進行癌でもできるのですか．それは場所によって違うのですか／**46**
⓴腹腔鏡下手術の利点・欠点を教えてください／**48**
㉑ストマをつける手術も，腹腔鏡下手術でできるのですか／**50**
㉒腫瘍の大きさなど，腹腔鏡下手術の限界を教えてください／**51**
㉓手術の既往がある患者へは腹腔鏡下手術はできないのですか．また既往の手術の種類は関係ありますか／**52**
㉔外科の立場からみた ESD と腹腔鏡下手術の棲み分けについて，教えてください／**53**
㉕進行癌に対する腹腔鏡下手術に対して，どこまでのリンパ節郭清ができますか／**54**
㉖早期の上部直腸癌は腹腔鏡下手術が可能でしょうか／**55**
㉗腹腔鏡下手術はどこまで標準化しているのでしょうか／**56**
㉘HALS のメリットは何でしょうか／**57**

Ⅳ．経肛門的手術の位置づけは

㉙TEM は，具体的にはどのような手術なのですか／**60**
㉚TEM の利点は何ですか／**62**
㉛経肛門的外科切除は，口側のどこまでの病変に対して可能ですか／**63**
㉜直腸 LST 病変．ESD を行うか TEM を行うかの選択と，TEM の有利なところを教えてください／**64**
㉝TEM，MITAS，ESD の棲み分けについて教えてください／**65**

Ⅴ．術後合併症

㉞直腸癌術後の排尿障害や性機能障害は回避できますか／**68**
㉟結腸は長く切除しても後遺症などに影響はないのでしょうか／**70**
㊱大腸癌手術既往のある患者に再び大腸癌が見つかった場合，手術は可能でしょうか／**71**

Ⅵ．進行癌の取り扱い

㊲術後補助化学療法の適応，位置づけについて教えてください／**74**
㊳どの程度の肝転移だったら外科的に切除できるのでしょうか／**75**
㊴肺転移の治療方針について教えてください／**76**
㊵癌性腹膜炎で腹水がある大腸進行癌症例に手術は必要ですか／**77**

Ⅶ．術前，内科に求めること

㊶癌の病変に対する術前の点墨について教えてください／**80**

㊷点墨の適切な打ち方を教えてください／**81**
㊸点墨が病変に少しかかっても大丈夫ですか．また，点墨によって病変が黒くなっても大丈夫ですか／**82**
㊹主病変から離れた位置にある早期癌をEMRするかどうか迷うことがあります．手術の範囲に含まれる場合は放置するのですが，そういう微妙な判断はどうしたらよいですか／**83**
㊺どのようなときに，術中内視鏡は必要ですか／**84**
㊻術前の注腸造影撮影は必要ですか．内視鏡の写真だけでは手術できませんか／**85**
㊼注腸造影の代わりに3D-CTではいかがでしょうか／**86**
㊽全周性大腸癌の外科手術待機時（絶食時）の内科での管理について教えてください／**87**

Ⅷ．内視鏡治療の偶発症と手術

㊾EMR・ESDの術中穿孔で，まず行うべき処置は？／**90**
㊿ESDによる穿孔では，穿孔を起こした部位によって症状は違いますか／**91**
㉛直腸の穿孔の場合，どのような病態が起こりますか／**92**
㉜上行結腸・下行結腸の穿孔の場合，どのような病態が起こりますか／**93**
㉝直腸Rbの穿孔はfree airが見えないこともありますが，保存的処置でも大丈夫ですか／**94**
㉞上部消化管と下部消化管の穿孔で，どのような点が違いますか／**95**
㉟CTなどの画像診断は必要ですか／**96**
㊱EMR・ESDの術中穿孔の手術適応・時期について教えてくださ

㊺い／**98**
㊼穿孔しても保存的に経過観察できるのはどういう場合でしょうか／**99**
㊽free air がなくて後腹膜にガスがある場合は安全ですか／**100**
㊾ESD 穿孔後，クリップ縫縮術で経過をみています．手術に移行しなければならないのはどういうときですか／**101**
⑥穿孔した場合のリスクは，前処置の状態によって変わりますか／**102**
㉑穿孔時の緊急手術の場合，穿孔した腸管にはどのような手術が行われるのでしょうか／**103**
㉒EMR・ESD による穿孔によって緊急手術になったら，人工肛門になってしまいますか／**104**
㉓ESD で穿孔を起こしても，人工肛門にしないための対処は？／**105**
㉔内視鏡穿孔によって人工肛門となるのはどういう場合ですか／**106**

Ⅸ．イレウス

㉕絞扼性イレウスと癒着性イレウスと，どう違うのですか／**108**
㉖癒着性イレウスか絞扼性イレウスかの診断はどうすればよいのでしょうか．絞扼性イレウスを見逃さないためのチェックポイントは？／**110**
㉗イレウスは内科でみるのでしょうか，外科でみるのでしょうか／**111**
㉘癒着性イレウスの手術適応について教えてください．どこまで保存的にみて，どこで手術に踏み切るのでしょうか／**112**
㉙絞扼性イレウスでないかぎり，手術しなければいけないという局面はあまりないのでしょうか／**114**
㉚癌性イレウス，とくに直腸癌のとき，術前に経肛門的バルーンチューブを入れてドレナージしたほうがよいのでしょうか／**115**

㋹大腸癌によるイレウスに対して緊急手術となった場合，術前にイレウス管でどこまできれいにすべきでしょうか／**117**

X．痔

㋺内痔核と外痔核の違いを教えてください／**120**
㋻患者さんは「痔がありますよ」と言うと，「疣痔ですか，切れ痔ですか」と質問してきますが，その質問に対して内科医としてどのように答えればよいでしょうか／**122**
㋼「脱肛」「直腸脱」について，簡単に教えてください／**123**
㋽痔の手術適応について教えてください／**124**

XI．潰瘍性大腸炎

㋾潰瘍性大腸炎の手術適応について教えてください／**126**
㋿潰瘍性大腸炎の手術は大腸全摘が必要なのですか／**128**
㌀以前は，直腸を残した手術も多くあったと思います．直腸だけ残して経過をみるというのがよくありましたが，最近は行わないのですか／**129**
㌁潰瘍性大腸炎に対する手術は，今後も全摘術が標準でしょうか．診断技術が向上して癌の発見が容易になれば，一度に全摘しなくてもよいのではと考えるのですが？／**130**
㌂大腸全摘後の小腸パウチ作製にはさまざまな術式があるようですが，どれが標準なのでしょうか／**132**
㌃IAA と IACA，どちらがスタンダードだとお考えですか／**134**
㌄潰瘍性大腸炎の手術前ステロイド使用量（過去の総使用量と直前

使用量）がどれくらいだと手術困難ですか／**135**

XII. 人工肛門

- ⑧ストマからの内視鏡検査を行っても大丈夫ですか／**138**
- ⑧双孔式のストマ（二つ孔があいているもの）は，どちらが口側？肛門側？／**139**
- ⑧どのような場合に双孔式のストマになるのですか．一時的なストマの場合ですか／**140**
- ⑧一時的にストマを造設した際，ストマ閉鎖までの経過について教えてください／**141**
- ⑧一時的なストマが永久人工肛門となる場合もあるのですか．それはどのような場合ですか／**142**
- ⑧Hartmann 手術後は，ストマと肛門から観察する必要がありますか／**143**
- ⑧人工肛門の位置はどのように決めるのですか／**144**

XIII. その他

- ⑨内視鏡治療に対する外科的切除の利点を外科医の立場から教えてください／**146**
- ⑨ESD などの内視鏡治療後の追加手術はやりにくくなりますか／**147**
- ⑨鼠径ヘルニア，腹壁ヘルニア患者への大腸内視鏡検査は行っても大丈夫でしょうか／**148**
- ⑨S 状結腸多発憩室は大腸内視鏡検査を行っても大丈夫でしょうか／**149**
- ⑨憩室出血に対して，どのような手術をするのですか／**150**

(95) FAPは大腸全摘が必要ですか／ **151**
(96) 外科医の経験から，内視鏡時の腸間膜付着側や周在性の見分け方をご教示ください／ **152**
(97) 外科医がやりたくないリスクの高い手術とは？／ **153**
(98) できる限り内科で保存的治療を行って欲しい消化器疾患とは？（外科医の立場から／ **154**

索　引／ **157**

Ⅰ. 結腸癌の術式

- Ⅰ. 結腸癌の術式　Q1～7
- Ⅱ. 直腸癌の術式
- Ⅲ. 腹腔鏡下手術
- Ⅳ. 経肛門的手術の位置づけは
- Ⅴ. 術後合併症
- Ⅵ. 進行癌の取り扱い
- Ⅶ. 術前，内科に求めること
- Ⅷ. 内視鏡治療の偶発症と手術
- Ⅸ. イレウス
- Ⅹ. 痔
- Ⅺ. 潰瘍性大腸炎
- Ⅻ. 人工肛門
- ⅩⅢ. その他

Ⅰ. 結腸癌の術式

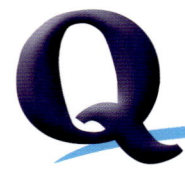 結腸癌の切除範囲はどうやって決めるのですか

A 腫瘍に流入している動脈と，腫瘍の位置で決まります

- 結腸癌の切除範囲は，腫瘍に流入している動脈と腫瘍の位置の両方を考慮して決定します．

- 盲腸癌の場合には（図1），支配動脈は回結腸動脈となり，リンパ節郭清のためには回結腸動脈の根部での切離が必要となります．

- 腸管の切除部に関しては，腫瘍から約10cm離れたところを切離線と決定することが標準的です．したがって，盲腸癌のときには多くの場合，回盲部切除術が標準的な術式となります．

- 上行結腸癌の場合には（図2），支配動脈として回結腸動脈，右結腸動脈（確認できる症例は約30%），中結腸動脈右枝が考えられます．肛門側の切離線は10cm離すと，多くの場合は肝彎曲部，あるいは横行結腸に切離線が決定されます．中結腸動脈右枝を切離する必要があるかは，腫瘍の位置によりますが，一般的に肝彎曲に近い上行結腸癌では根部で切離します．

■口側の切離線は多くの場合Bauhin弁にかかってしまうため盲腸まで一緒に切除するということで，術式としては右半結腸切除術となります．

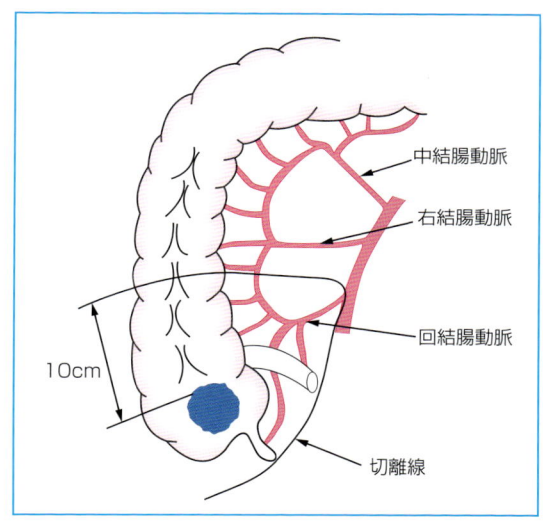

図1　盲腸癌
回結腸動脈を切除している．

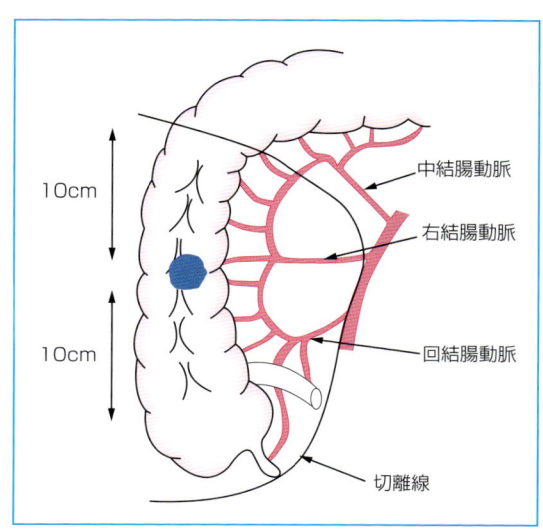

図2　上行結腸癌
回結腸動脈，右結腸動脈を切除している．

Ⅰ. 結腸癌の術式

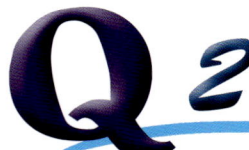 上行結腸癌の場合，Bauhin弁は必ず切除するのですか

A 縫合不全のリスクを減らすため切除することが多いです

■ 上行結腸癌の場合，一般的には前ページに示すように右半結腸切除術を行います．Q1の図1のようにBauhin弁から腫瘍まで10cmの距離がない場合は，切除範囲としてBauhin弁を切除する必要があるので残せません．図2のように腫瘍がBauhin弁から10cm以上離れている場合には，基本的に温存することも可能です．

■ Bauhin弁を残したほうが良いという指摘もされていますが，なぜ行わないかというと，Bauhin弁を残した場合は結腸－結腸の吻合になり，残さない場合は小腸－結腸の吻合となります．一般的に，結腸－結腸吻合は縫合不全の可能性が高いと考えられていますし，小腸は血流がよいので，小腸－結腸吻合のほうがより安全だと考えられています．したがって，縫合不全のリスクを減らすという意味で，小腸－結腸吻合となる右半結腸切除術を選ぶというのが標準的です．

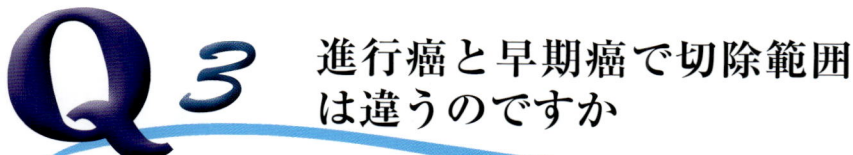

Q3 進行癌と早期癌で切除範囲は違うのですか

A 切除範囲は異なります

■ **早期癌の場合**，深達度M～SMでリンパ節転移のリスクがない場合に内視鏡治療の適応となりますが，大きさが大きく内視鏡切除が不可能な場合，もしくはSM深部浸潤が疑われる場合，手術の適応となります．cM癌の場合は，リンパ節郭清の必要がないのでD0郭清で十分ですが，SM癌が完全には否定できないことも多いので，D1～D2郭清が行われることが一般的です．cSM癌の場合は，通常D2郭清が行われます．

■ **進行癌の場合**はD3郭清となり，すべての領域リンパ節を郭清していることになります．なお，領域リンパ節を越えたリンパ節転移は遠隔転移として扱います．

I. 結腸癌の術式

 内視鏡治療後の追加切除で早期癌を手術することもあると思いますが，進行癌と同じ扱いになるのですか

 基本的に D2 郭清が選択されます

内視鏡治療後の追加腸切除の場合も D2 郭清が選択されます．

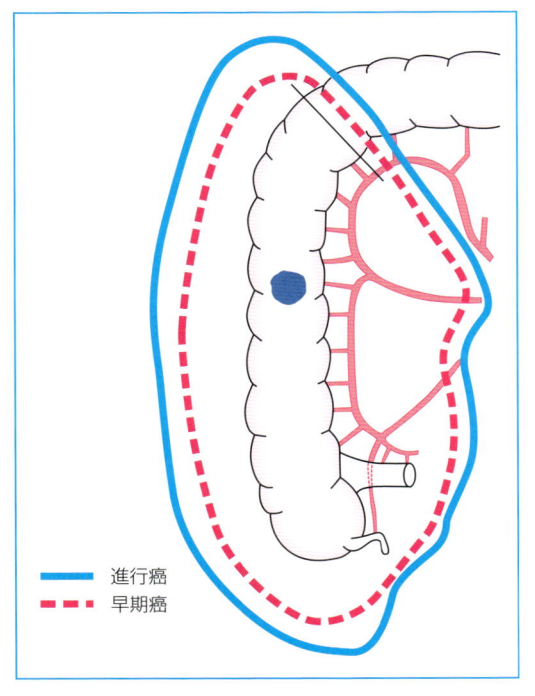

図3 上行結腸の腫瘍
早期癌，進行癌の切除範囲

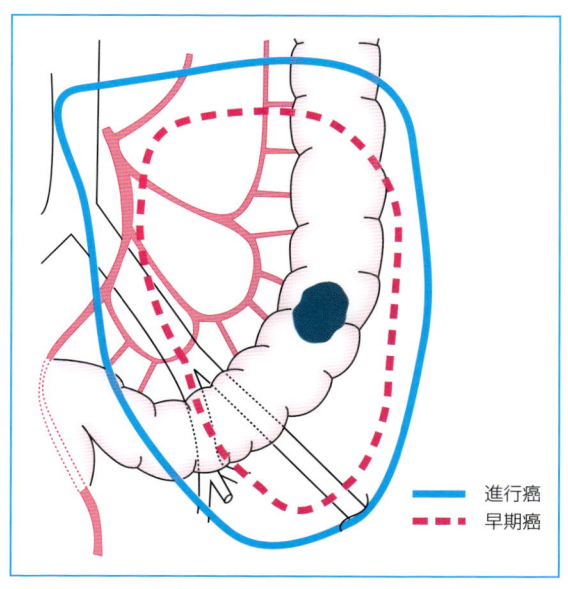

図4 S状結腸の腫瘍
早期癌,進行癌の切除範囲

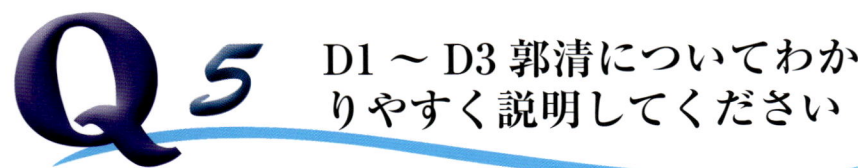

A リンパ節の郭清範囲によって分けられます

- D1 郭清は，腸管傍リンパ節を郭清します．（図5の赤いリンパ節）

- D2 郭清は，腸管傍リンパ節・中間リンパ節を郭清することです．（図5の青いリンパ節まで）

- D3 郭清は，腸管傍リンパ節・中間リンパ節・主リンパ節，すべての領域リンパ節を郭清することです．（図5の黄色いリンパ節まで）

なお，図6に示しますとおり D2 郭清というのは幅が広い．そこで私たち外科医が"D1 + a"と言うような場合，腸管傍リンパ節は切除するけれども限りなく D1 に近いあたりを切除しているという気持ちを表しています．

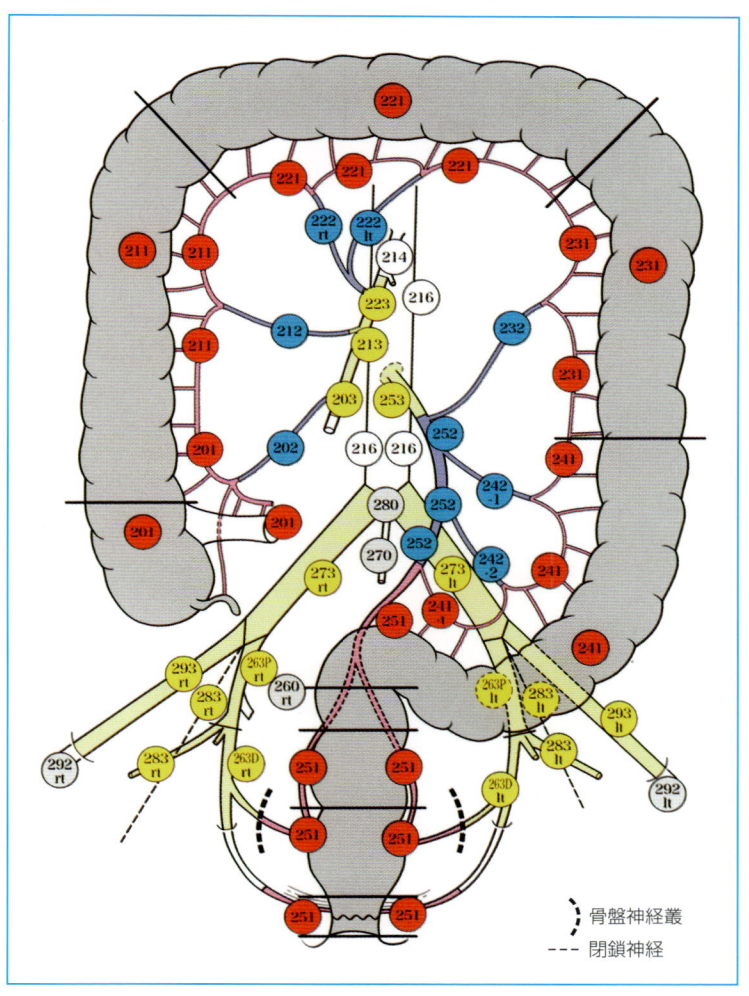

図5 大腸のリンパ節分類
赤：腸管傍リンパ節，青：中間リンパ節，黄：主リンパ節（側方リンパ節），白：主リンパ節より中枢のリンパ節，灰色：その他のリンパ節

〔大腸癌取扱い規約（第7版補訂版），p.13，金原出版，東京，2009より引用〕

I. 結腸癌の術式

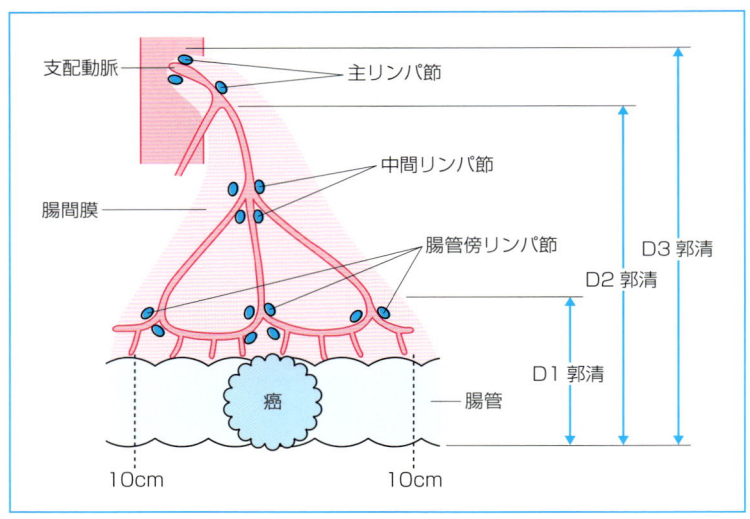

図6　領域リンパ節の分類とリンパ節郭清度
〔大腸癌治療ガイドラインの解説 2009 年版から改変〕

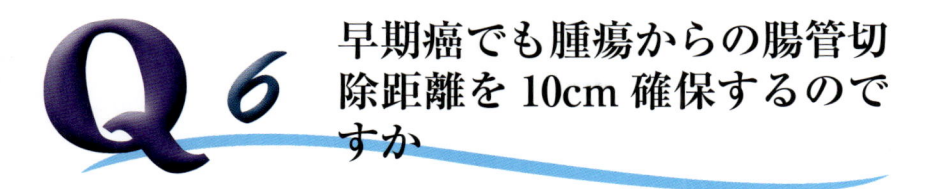

Q6 早期癌でも腫瘍からの腸管切除距離を10cm確保するのですか

A 5～10cmのマージンを確保します

大腸の場合，早期癌の場合の切除距離について，大腸癌治療ガイドラインや大腸癌取扱い規約第7版補訂版では記載がありません．大腸癌取扱い規約第6版では，腸管軸方向のリンパ節について，癌腫の口側，肛門側よりそれぞれ5cm以内の腸管傍リンパ節が1群，5～10cmの腸管が2群と定義されていました．よって進行癌のときと同様，10cmの切除距離を確保する場合もあります．前項（Q5）で述べましたとおり，早期癌・進行癌での切除範囲の大きな違いは，支配動脈を中枢側にどこまで郭清するかによります．

I. 結腸癌の術式

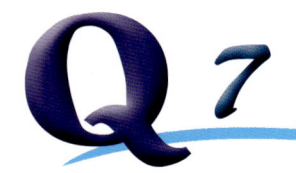

Q7 結腸癌においても郭清する範囲の違いによって，術後の後遺症など問題となることがありますか

A S状結腸癌の術後で性機能障害が起こる可能性があります

■ とくにS状結腸癌において，下腸間膜動脈根部を大動脈を露出するように深く郭清すると，腰内臓神経の損傷が起こります．また，腸間膜を授動する際に，深い層に入ってしまうと（あえてそうすることもありますが），上下腹神経叢〜下腹神経を損傷し，これにより射精機能障害が起こる可能性があります．

■ 直腸癌のときだけでなく，S状結腸癌に対する手術でも性機能障害が起こる可能性があるということを知っていただけたらと思います．

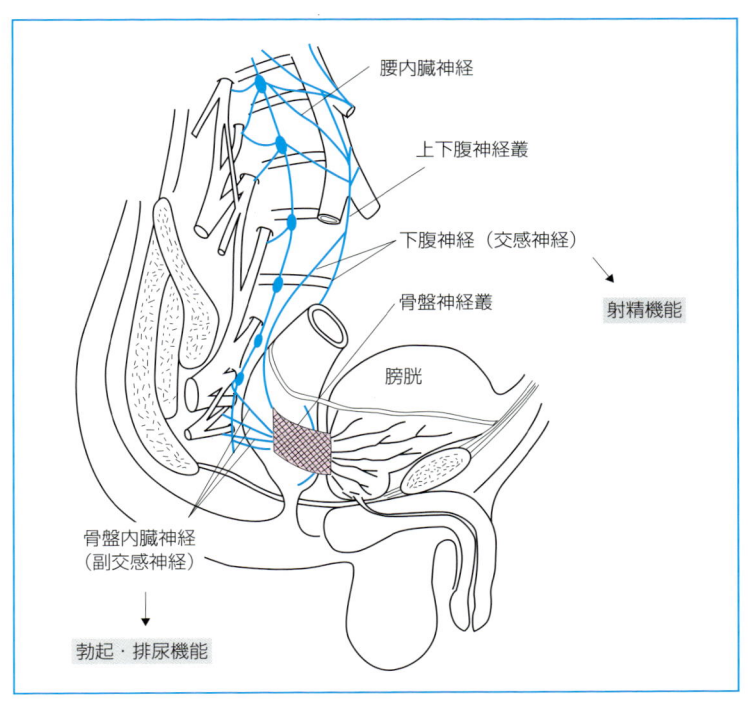

図7 骨盤内臓を支配する神経（男性）
〔佐藤健次：外科治療 71；387-394，1994より改変引用〕

Ⅱ. 直腸癌の術式

- Ⅰ. 結腸癌の術式
- Ⅱ. 直腸癌の術式　Q8〜18
- Ⅲ. 腹腔鏡下手術
- Ⅳ. 経肛門的手術の位置づけは
- Ⅴ. 術後合併症
- Ⅵ. 進行癌の取り扱い
- Ⅶ. 術前,内科に求めること
- Ⅷ. 内視鏡治療の偶発症と手術
- Ⅸ. イレウス
- Ⅹ. 痔
- Ⅺ. 潰瘍性大腸炎
- Ⅻ. 人工肛門
- XIII. その他

Ⅱ. 直腸癌の術式

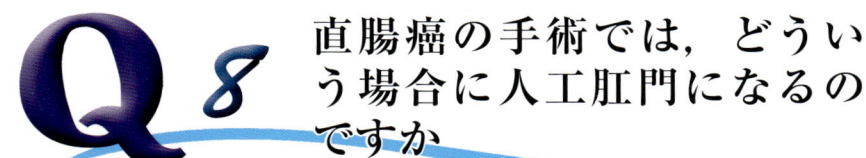

Q8 直腸癌の手術では，どういう場合に人工肛門になるのですか

A 腫瘍の位置が肛門に近ければ近いほど人工肛門になる可能性が高くなります

直腸癌の手術では，一般的に腫瘍から約2cm離して肛門側で直腸を切離する必要がありますが，病変が肛門に近く，2cmのマージンが確保できないような場合には，永久人工肛門が必要となります．肛門から少し離れた大きな腫瘍の場合と，小さい腫瘍でも肛門に近い場合（図8）でご説明します．

図8の**大きな腫瘍**（A）でも肛門側の距離が2cmとれるので，永久人工肛門にならない手術が可能です．一方，Bは小さい腫瘍ですが肛門に非常に近いため，永久人工肛門になる可能性が高くなります．

一般的には，図9に示すように腫瘍下縁から肛門縁までの距離が5cmを境界と考えて，5cmよりも口側にある場合には永久人工肛門になることはあまりありませんが，5cmより肛門側にある場合は腹腔側から2cmのマージンをとって肛門側の直腸を切離することが困難なため，永久人工肛門になる可能性が出てきます．しかし，最近は究極の括約筋温存術（ISR）という術式が行われるようになっています．ISRでは吻合部は歯状線，あるいは歯状線より肛門側に位置するので，肛門縁より3〜4cm（歯状線より1〜2cm）

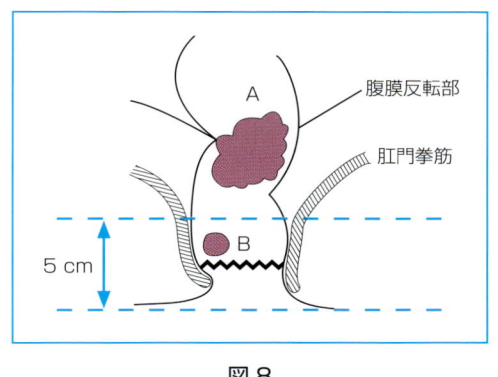

図8

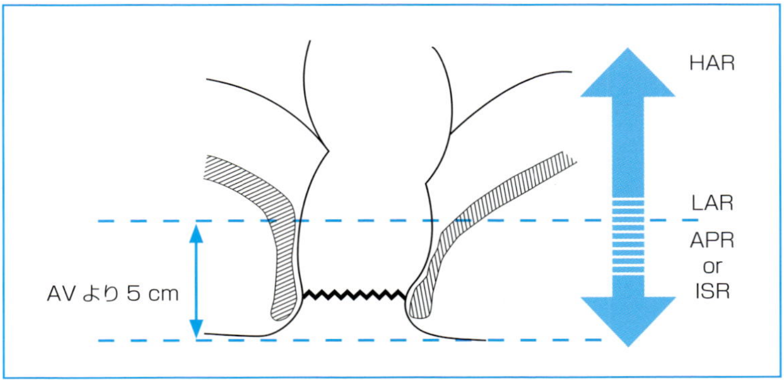

図9
AV：肛門縁，HAR：高位前方切除，
LAR：低位前方切除，APR：直腸切断術

しか距離のない腫瘍でも，肛門側のマージンを確保できます．この術式では，永久人工肛門にならずに肛門を温存できますが，剥離面のマージンを確保するために外括約筋を切除する必要があるような進行癌では，一般に適応になりません．

Ⅱ. 直腸癌の術式

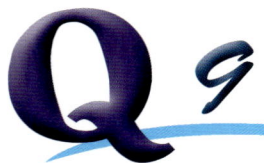 いわゆる"究極の括約筋温存術"とはどのような手術ですか

 intersphincteric resection（ISR）です

▎ISR は，肛門管内の歯状線よりも低い位置で吻合を行うもので，内肛門括約筋を完全に切除する完全切除と，部分的に切除する非完全切除の二つの術式があります（図10）．

▎腫瘍下縁が肛門縁から 5cm 以内，かつ歯状線から 1〜2cm 以上口側に位置し，肛門挙筋や外肛門括約筋に浸潤を認めない腫瘍が ISR の適応となります．

▎ただし，この術式に関しては，現在，術後の排便機能について問題点が指摘されています．肛門は残ったけれども漏便などのため日常生活にきわめて支障をきたすこともあります．したがって，究極の括約筋温存術を行う場合には，年齢，肛門括約筋の強さ，肛門機能などを十分に考慮して，個々人に合った方法を選ぶ必要があります．

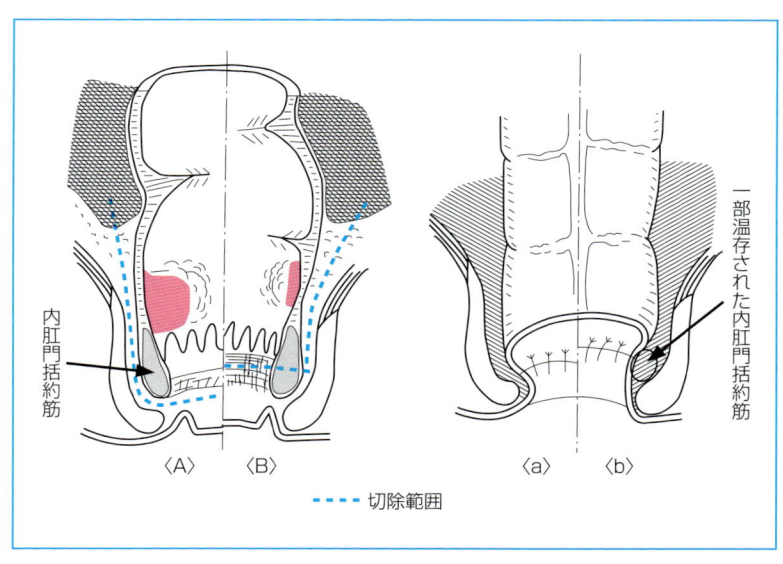

図10 intersphincteric resection ; ISR
完全に内括約筋切除を行う場合（A，a）と，部分的に内括約筋切除を行う場合（B，b）の切除範囲と切除後の吻合
〔Schiessel R, et al : Br J Surg 81; 1376-1378, 1994 を参考に作成〕

Ⅱ. 直腸癌の術式

Q10 低位前方切除術と高位前方切除術でどう違うのですか

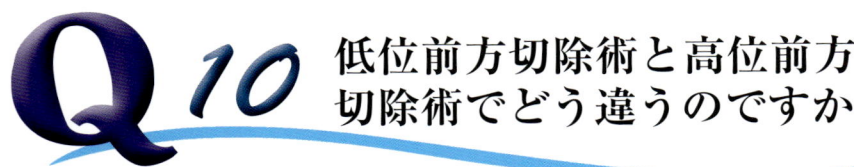

A 肛門側の切離部が，腹膜反転部の上下で分かれます

- 両者ともに直腸に対する術式ですが，直腸の切離部が，腹膜反転部の上（高位前方切除）か，下（低位前方切除）かで分かれます．低位前方切除のうち吻合ラインが肛門管にかかる（吻合ラインが肛門縁から4cm以内）ものを超低位前方切除と呼ぶこともあります．

- 腫瘍が上部直腸（Ra）に存在する場合は高位あるいは低位前方切除術が行われます．しかし，下部直腸（Rb）に存在する腫瘍で肛門側のマージンが十分確保できない場合は，永久人工肛門を造設するMiles手術（腹会陰式直腸切断術）の適応となります（Q12の図11，12参照）．一般的には，低位前方切除術は腫瘍下縁と肛門縁の距離が5cm以上の症例に適応となり，それよりも低位の腫瘍に対してはISRかMiles手術が適応となります．

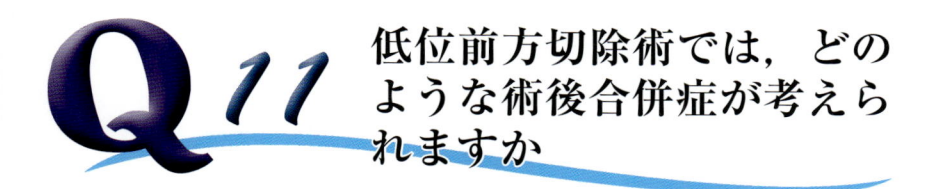

Q11 低位前方切除術では，どのような術後合併症が考えられますか

A もっとも重要なのは縫合不全です

- 短期の合併症として，もっとも重要なのは縫合不全です．

- 長期の合併症としては漏便，排尿・性機能障害です．

- 原則的に歯状線より口側でつなぐ吻合に関しては，肛門機能は良好に保たれている場合が多い．ただし，歯状線よりも外の部位での吻合になると，肛門機能は落ちてきます．ISRの項目（Q9）で前述しましたように，内肛門括約筋をすべて切除した場合は，術後の漏便の頻度がさらに高くなります．さらに，外肛門括約筋を切除する場合には，便の失禁の頻度が非常に高くなる可能性があり，これに関しては現在日本で，どの程度まで外肛門括約筋切除が可能かに関する検討が進められています．

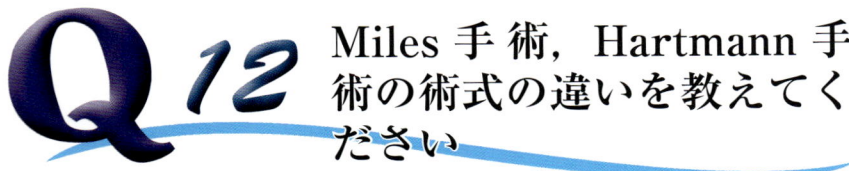

A 肛門を切除するかしないかという点です

- Miles手術とHartmann手術のもっとも大きな違いは，肛門を切除するかしないかという点です．

- Miles手術は肛門をとって人工肛門にしますが，Hartmann手術は肛門管よりも口側の部分で直腸を切離し，S状結腸で人工肛門をつくります（図11）．Miles手術は，肛門に非常に近い癌に対する手術です．

- したがって，Hartmann手術は肛門が残っているために手術後の肛門部は図12のようにまったく異なります．

左結腸動脈

S1, S2：
S状結腸動脈

Hartmann 手術後　　　　　Miles 手術後

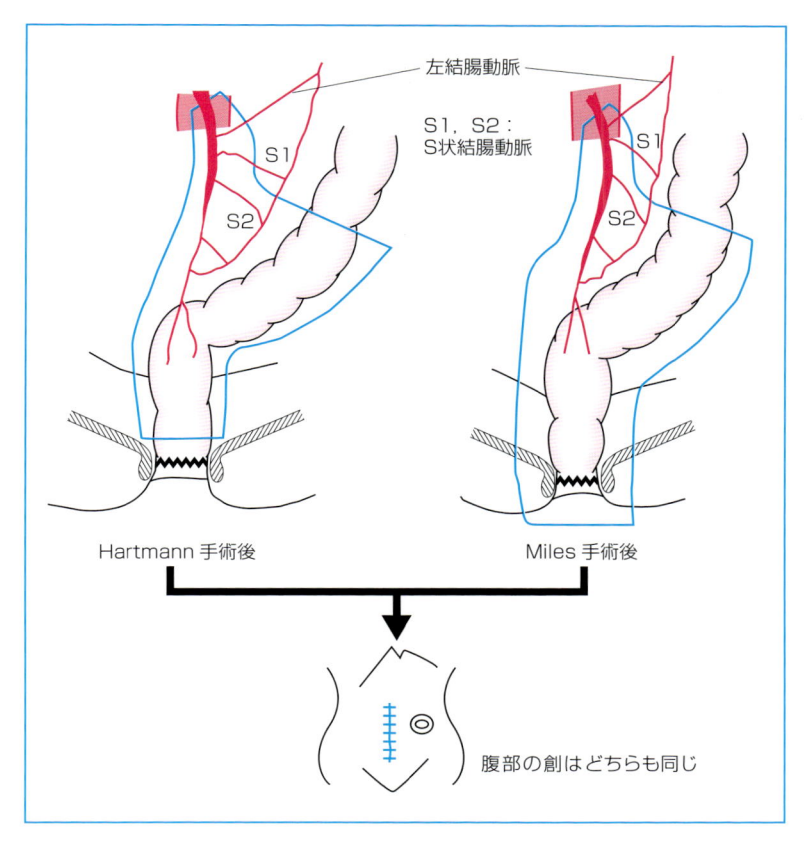

腹部の創はどちらも同じ

図11

Hartmann 手術後の肛門　　　　　Miles 手術後の肛門

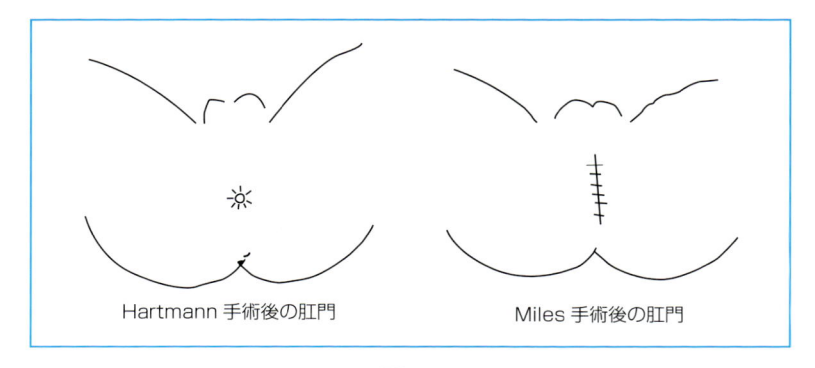

図12

35

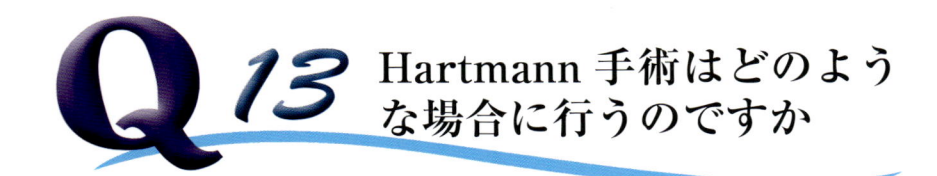

Q13 Hartmann手術はどのような場合に行うのですか

A 本来は吻合ができるような病変に対して，あえて吻合を行わずに人工肛門にするという術式です

- Hartmann手術は，肛門管よりも口側の部分で直腸を切離し，S状結腸で人工肛門を作製します（Q12の図11）．吻合を行わず直腸の断端を縫合閉鎖します．

- Hartmann手術はいろいろな場合に行われます．たとえば，患者さんが高齢者で肛門機能が非常に悪く括約筋の機能が弱い場合などは，お尻に近い位置で吻合すると術後に漏便などの頻度がかなり高くなって日常生活にきわめて支障をきたしますから，そのような場合は吻合を行わずに，左下腹部にS状結腸人工肛門を造設します．

- つまり，Hartmann手術というのは，本来は吻合ができるような病変であるけれども，肛門機能不全や漏便などの危険性を考慮し，あえて吻合を行わずに人工肛門にするという術式です．

■そのほかに，浮腫が認められたり，狭窄が強く腸閉塞のため緊急手術となった場合があります．そのような腸管で直腸の低い位置の吻合を行うと縫合不全を起こす可能性が高くなりますから，その危険性を回避するため，吻合は行わずにHartmann手術を行い人工肛門とすることがあります．

■このような場合には時間が経過し，浮腫がとれ，全身状態が良好となった時点で括約筋の機能などを考慮した上，吻合が可能であると判断されれば二期的な手術で再吻合を行う場合もあります．

Ⅱ. 直腸癌の術式

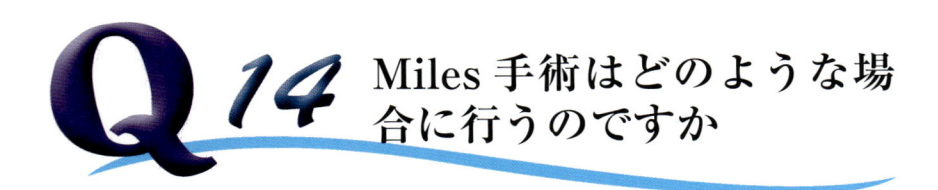

Q14 Miles手術はどのような場合に行うのですか

A 肛門に非常に近い癌に対する手術です

肛門に非常に近い癌に対する手術で，肛門を切除して永久人工肛門を作製します．

Q15 TME, TSMEについて教えてください

A 肛門管直上までの直腸間膜をすべて切除する術式です

■ 下部直腸癌の場合2cmの肛門側マージンを確保するためには直腸間膜をすべて切除する必要がある場合が多く，このような直腸間膜をすべて切除する術式をtotal mesorectal excision（TME）と呼びます．

■ 一方，上部あるいは中部直腸癌の場合は必要な肛門側マージンを確保するために直腸間膜をすべて切除する必要はない場合が多く，腫瘍から3cm程度肛門側までの直腸間膜を切除します．このような術式をtumor specific mesorectal excision（TSME）と呼びます．

■ つまりTMEになるかTSMEになるかは基本的には腫瘍の位置によります．手技的な違いとしては，TMEではより骨盤底まで十分に直腸周囲を剥離する必要がありますし，TSMEでは直腸筋層を損傷しないように直腸間膜を切離するという操作が必要になります．

II. 直腸癌の術式

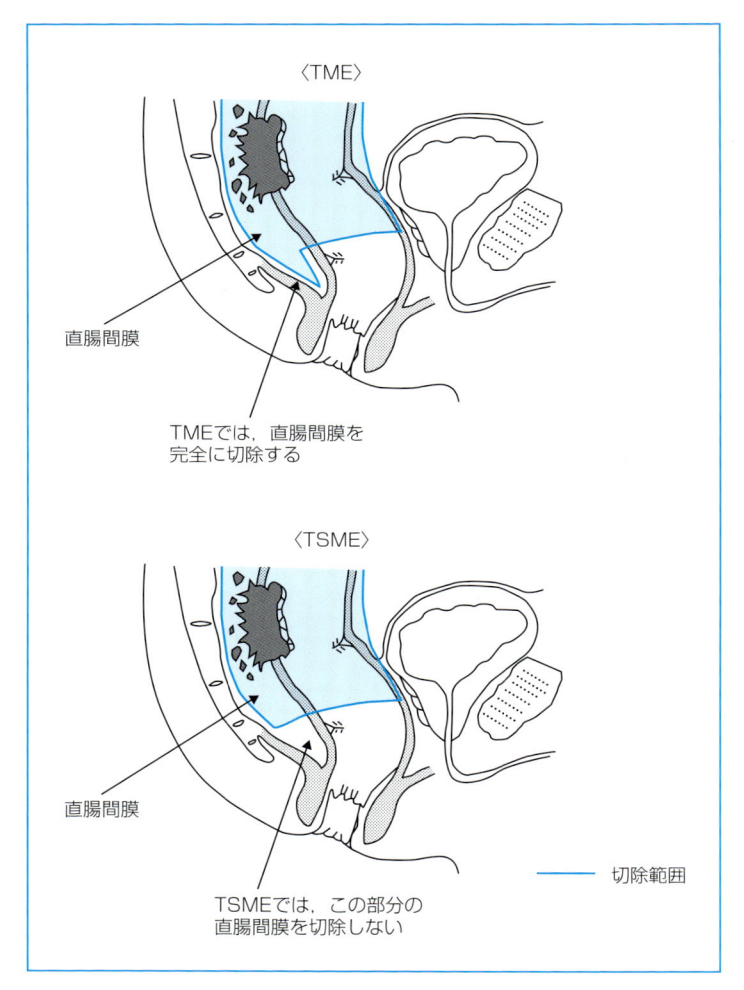

図13 直腸癌に対する外科手術
TME；total mesorectal excision，TSME；tumor specific mesorectal excision．TMEの切除範囲（点線）．腫瘍肛門側の直腸間膜の完全切除を行う．TSMEでは直腸間膜の完全切除は行わない．

〔Heald RJ, et al：Br J Surg 69；613-616, 1982を参考に作成〕

Q16 肛門縁と歯状線の違いについて教えてください

A 歯状線は，扁平上皮から円柱上皮に変わるところで，その移行のはじまるところです

▎肛門縁（anal verge；AV）は殿裂を開いた際，もっとも奥に見える部分（肛門の外口）のことで，肛門縁の外側は，汗腺，毛根などの付属器を有した皮膚です．

▎肛門縁から歯状線までを，解剖学的肛門管と呼び，重層扁平上皮で覆われています．円柱上皮（直腸粘膜）と扁平上皮の移行部は，波状に見え，この部分を歯状線と呼びます．

▎臨床的には，肛門縁から恥骨直腸筋付着部上縁までの管状部を肛門管と定義しています（外科的肛門管）．外科的肛門管の上縁は肛門直腸線（ヘルマン氏線）と呼ばれています．

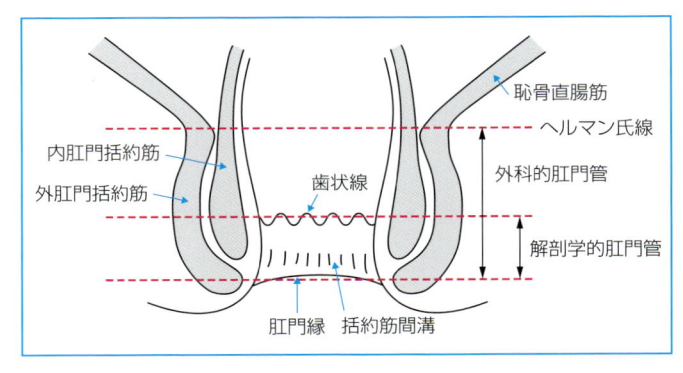

図14 肛門縁と歯状線

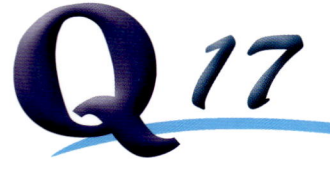

Q17 よく外科の先生から「腫瘍の位置は，肛門縁から何センチですか」と聞かれますが，どのように測ればよいのでしょうか

A 内視鏡で直腸の距離を測る場合は，しっかり送気した状態で測ってください

■ **内視鏡**では，当然送気した状態で測るのか，脱気して測るのかで距離が変わってきますが，直腸の場合は，しっかりと送気した状態で測ることが重要です．

■ また，**下部直腸の腫瘍**では，反転写真とともに順視によって歯状線と腫瘍が同時に見える写真があると，外科医にとっては，肛門との距離感が非常にわかりやすく，術式（肛門温存が可能かどうか）の参考になります．

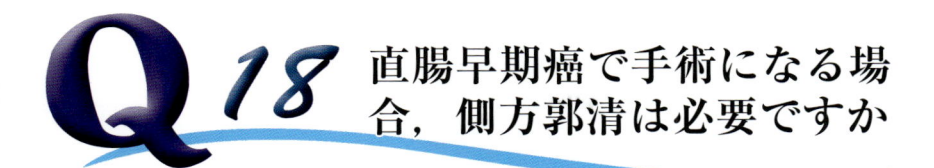

Q18 直腸早期癌で手術になる場合，側方郭清は必要ですか

A 術前に明らかなリンパ節転移が疑われない場合，側方郭清は必要ありません

- **直腸早期癌**に対する手術は，術前に明らかなリンパ節転移が認められない場合，側方郭清は必要ありません．ただし，直腸早期癌でも術前にCTなどの画像診断でリンパ節転移が疑われる場合には，側方郭清が必要になります．

- **側方郭清**を行った場合には排尿障害，あるいは性機能障害（射精障害と勃起障害）などが認められる可能性も出てくるので，側方郭清施行の有無は術後機能の上で大きな影響があります（図15）．

- **内視鏡的治療**後の追加腸切除についても，術前診断で明らかにリンパ節転移が認められなければ，側方郭清は行いません．

Ⅱ. 直腸癌の術式

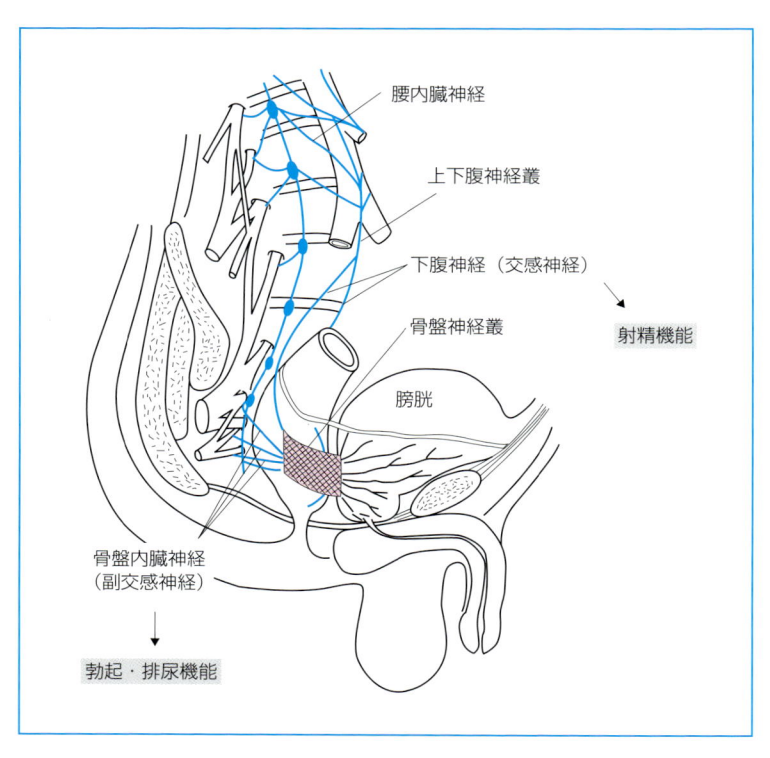

図15 骨盤内臓を支配する神経（男性）
〔佐藤健次：外科治療 71；387-394, 1994より改変引用〕

III. 腹腔鏡下手術

- I. 結腸癌の術式
- II. 直腸癌の術式
- III. 腹腔鏡下手術　Q19～28
- IV. 経肛門的手術の位置づけは
- V. 術後合併症
- VI. 進行癌の取り扱い
- VII. 術前，内科に求めること
- VIII. 内視鏡治療の偶発症と手術
- IX. イレウス
- X. 痔
- XI. 潰瘍性大腸炎
- XII. 人工肛門
- XIII. その他

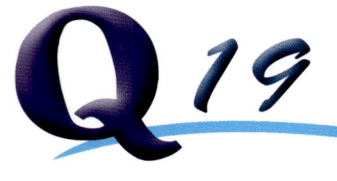

Q19 腹腔鏡下手術は進行癌でもできるのですか．それは場所によって違うのですか

A 結腸進行癌では可能です

- 大腸癌の腹腔鏡下手術は，保険適用で進行癌にも認められています．外国からは，進行癌に対する腹腔鏡下手術が，長期成績においても，開腹手術に劣らないという大規模なRCTの成績が報告されています．

- 本邦では，現在，進行癌に対する腹腔鏡下手術と開腹手術を比較検討した臨床試験が進められています．腹腔鏡下手術を多くやっている施設では，かなりの数の結腸進行癌に対して腹腔鏡下手術が行われるようになっていますが，全体の数からいくと，まだ開腹手術のほうが多いというのが現状です．

- ただ，結腸癌の腹腔鏡下手術については，難しい場合もあります．たとえば，開腹手術の既往があって癒着がひどい場合や，高度の肥満症例で術中の操作が難しくなる場合などです．また，横行結腸癌，下行結腸癌など解剖学的な観点から血管処理が技術的に難しくなる場合もあります．

■一方，直腸癌に対しては，まだ腹腔鏡下手術の十分な安全性について検証されておりません．いま日本では直腸早期癌に対する腹腔鏡下手術の安全性を検討する phase Ⅱ trial が行われています．外国において直腸癌に対する腹腔鏡手術と開腹手術を比較検討する RCT がいくつか行われていますが長期成績の結果はまだ出ていません．

■以上をまとめますと，腹腔鏡下手術は，結腸癌に対しては一部の症例を除いて広く行われるようになっていますが，直腸癌に対してはまだ十分にその安全性が確立されていないのが現状だと思います．

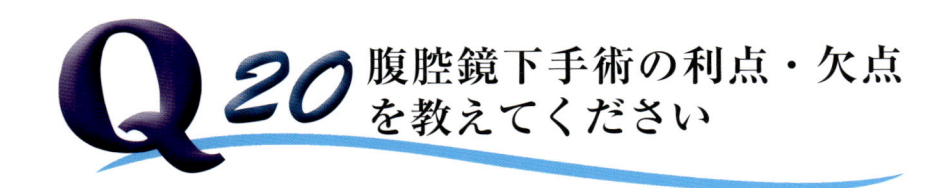

Q20 腹腔鏡下手術の利点・欠点を教えてください

A 利点は低侵襲であること，欠点は費用面です

利点として，開腹手術より創が小さいので入院期間が短いなど静養上の利点があります．術後の合併症についても，腸閉塞の頻度が少ない，創の感染も少ないという報告もあります．また，手術時間は開腹手術に比べ少し長くなりますが出血量は少ない傾向があります．

欠点としては，手技の習得に時間がかかるというのが一つ．また，手術時間も長くなること．そして，ディスポーザブルな医療器具を使ったり，手術にかかる費用は開腹手術よりも高くなります．

現在は，腹腔鏡下手術は，結腸，直腸ともに保険が適用されており，保険点数は開腹手術より高く設定されており，患者の自己負担も高くなります．

例えば腹腔鏡下S状結腸切除では，材料費として自動縫合器4個と超音波凝固切開装置は請求できますが，その他のディスポ製品（内視鏡用電気メス，ポート，吻合器など）の材料費は病院の持ち出しになってしまいます（2011年6月現在）．

表1 腹腔鏡下手術の利点・欠点

利　点
・開腹手術より低侵襲であり，患者負担が少ない 　（入院期間の短縮） ・腸閉塞の頻度が少ない ・創感染の頻度が少ない ・手術による出血が少ない
欠　点
・手技の習得に時間を要する ・手術時間が長い ・コストが高い

表2 腹腔鏡下手術にかかる費用

〔2011年6月現在（S状結腸切除）〕

	開　腹	腹腔鏡
手術料	327,000 円	417,000 円
縫合器加算 （1個あたり）	25,000 円 （3個まで）	25,000 円 （4個まで）
超音波凝固切開装置加算	なし	30,000 円
計（縫合器最大使用時）	402,000 円	547,000 円
自己負担（3割）	120,600 円	164,100 円

Ⅲ. 腹腔鏡下手術

Q21 ストマをつける手術も，腹腔鏡下手術でできるのですか

A もちろん可能です

- Miles手術に限らず，ISR，大腸全摘術など，腹腔鏡下手術だからできない，という術式はありません．

- Miles手術の場合は，腹腔鏡下でS状結腸〜直腸を剝離授動し，S状結腸を腹腔内で切離しておきます．標本は，会陰創から取り出しますので，腹部の創はストマ挙上部を除いて5カ所ほどの5〜12mmのポート挿入創のみとなります．

Q22 腫瘍の大きさなど，腹腔鏡下手術の限界を教えてください

A 深達度と大きさにより限界があります

結腸癌では，深達度がSI（他臓器に浸潤）の症例は腹腔鏡下手術の適応から除外し，開腹手術で行うというのが，現在の一般的な適応であると思います．

大きさの適応としては，あまり大きすぎないことです．現在日本で進められている進行大腸癌に対する腹腔鏡手術と開腹手術の多施設比較試験では，腫瘍の最大径が8cm以下を適応としており，この大きさがひとつの目安だと思います．

減圧されていないイレウス症例や緊急手術例も腹腔鏡手術の適応から除外されているのが一般的です．

Ⅲ. 腹腔鏡下手術

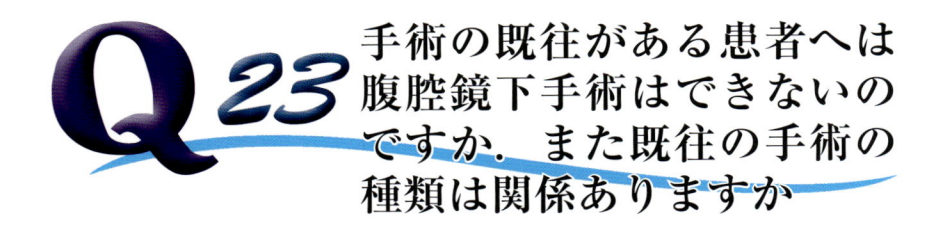

Q23 手術の既往がある患者へは腹腔鏡下手術はできないのですか．また既往の手術の種類は関係ありますか

A 手術既往のある患者さんでも可能です

一般的には，高度の癒着例は困難です．しかし手術既往のある患者に対して腹腔鏡下手術が不可能ということはありません．逆に手術をしていなくても，生理的な癒着がひどい場合には腹腔鏡下手術が困難な場合もあります．

術者の習熟度と施設の方針によって可能な施設・不可能な施設に分かれると思います．明らかな大開腹の既往があると最初から腹腔鏡下手術は行わない，逆に開腹の既往にかかわらず，腹腔鏡下手術を多く行っている施設もあります．

また，既往については，どういう手術が行われているかというよりも，腹腔内の癒着の程度が問題です．したがって，手術自体の種類はそれほど関係ないと考えます．

Q24 外科の立場からみた ESD と腹腔鏡下手術の棲み分けについて，教えてください

A リスクが少ないことが内視鏡治療の優位な点です

- 腹腔鏡下手術でも開腹手術と同様に全身麻酔をかけて行うわけですから，そういったリスクが少ない，負担が少ないという点から ESD, EPMR は有利な立場にあると思います．ただ，8時間，10時間と長時間をかけて全身麻酔下の ESD を行うのでしたら，腹腔鏡下手術も考慮したほうがよいと思います．

- また，部位的に内視鏡では難しい症例（盲腸の病変，とくに Bauhin 弁を挟んで小腸まで入り込んでいるような腫瘍）などは，腹腔鏡下手術のほうがよいでしょう．

III. 腹腔鏡下手術

Q25 進行癌に対する腹腔鏡下手術に対して，どこまでのリンパ節郭清ができますか

A リンパ節郭清は開腹と同等に行うことができます

- 前述しましたように直腸癌に対してはまだ十分な検証がされておりませんので，結腸の場合での適応になりますが，特殊な領域を除いて，リンパ節郭清は開腹と同等に行うことができます．

- しかし，中結腸動脈周囲の郭清を必要とする横行結腸～脾彎曲部の癌については，中結腸動静脈の解剖学的なバリエーションが多いために技術的に難度が高く，腹腔鏡下手術に十分習熟した術者によって行われるべきでしょう．

Q26 早期の上部直腸癌は腹腔鏡下手術が可能でしょうか

A 可能です

われわれは，現在行っております．各施設ではそれぞれの経験において適応を拡大しつつあり，一部の施設では下部直腸癌にも適応を拡大して行っているというのが現状です．

前述しましたように，日本では，直腸癌に対する腹腔鏡下手術の臨床試験での安全性の検証が始まっています．欧米や韓国では，直腸癌における開腹手術と腹腔鏡手術の大規模比較試験が行われていますが，長期成績はまだ報告されておらず，安全性に関するエビデンスが結腸癌に比べると，確立されていないのが現状です．

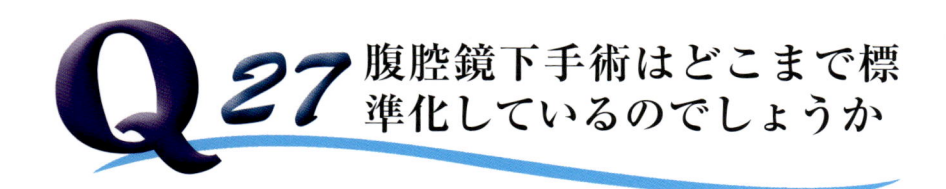

Q27 腹腔鏡下手術はどこまで標準化しているのでしょうか

A まだまだこれからです

■ だいぶ増えてきてはいますが，まだ全体の手術の半分にも達しておらず，数の面からいくと開腹術のほうが多いという状況です．

■ 手技的な標準化については，腹腔鏡下手術を多く行っている施設では，手技が標準化され，安定した手術成績が報告されていますが，全国的には施設間のばらつきが，未だ大きいと考えられます．

■ 現在，日本内視鏡外科学会では，指導者に足る技術を有するかを評価する技術認定制度を施行しています．

Q28 HALSのメリットは何でしょうか

A 比較的容易な操作性と低侵襲です

- 用手補助下腹腔鏡手術（HALS；hand assisted laparoscopic surgery）のメリットは大腸においてはあまりないのですが，たとえば，炎症性腸疾患に対する全大腸切除術のような場合には，手を用いることによってかなり広範囲な大腸の操作を完全腹腔鏡下手術に比べると比較的容易に行えるというメリットがあります．

- また，開腹手術よりは低侵襲で，創はそこまで大きくなく，それもメリットといえるでしょう．

- 腹腔鏡下手術と，開腹手術の中間的な手技と位置づけられますが，炎症性腸疾患など，一部の疾患を除いて，日本ではあまり行われていません．

Ⅳ. 経肛門的手術の位置づけは

- Ⅰ. 結腸癌の術式
- Ⅱ. 直腸癌の術式
- Ⅲ. 腹腔鏡下手術
- Ⅳ. 経肛門的手術の位置づけは　　Q29〜33
- Ⅴ. 術後合併症
- Ⅵ. 進行癌の取り扱い
- Ⅶ. 術前, 内科に求めること
- Ⅷ. 内視鏡治療の偶発症と手術
- Ⅸ. イレウス
- Ⅹ. 痔
- Ⅺ. 潰瘍性大腸炎
- Ⅻ. 人工肛門
- ⅩⅢ. その他

Ⅳ. 経肛門的手術の位置づけは

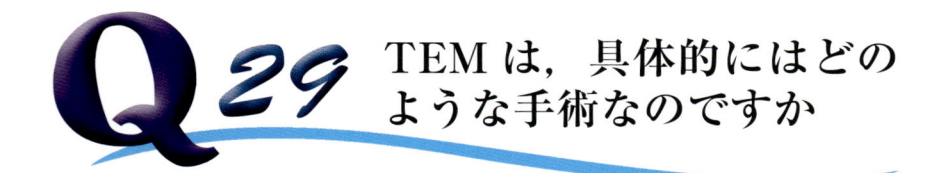

Q29 TEMは，具体的にはどのような手術なのですか

A 経肛門的に鏡視下手術を行う手技です

■ TEM は transanal endoscopic microsurgery の略称ですが，"経肛門的に腹腔鏡下手術を行う"といったものです．肛門の中に図16のような直径4cmの装置を挿入し，内視鏡下で観察しながら操作を行います．

■ また，全身麻酔下に行います．装置の中には，内視鏡カメラ，把持鉗子，切開のための電気メスを通します．視野はモニター上で観察でき，両手を使い行います．二酸化炭素を用い視野を膨らませることができます．

■ ESDと同様に，腫瘍の場所によって向きを変え，6時方向に腫瘍をもってきて固有筋層の表面で切除します．標本を回収した後，切除部を縫合します．切除部を縫合することがESDと異なる点かもしれません．

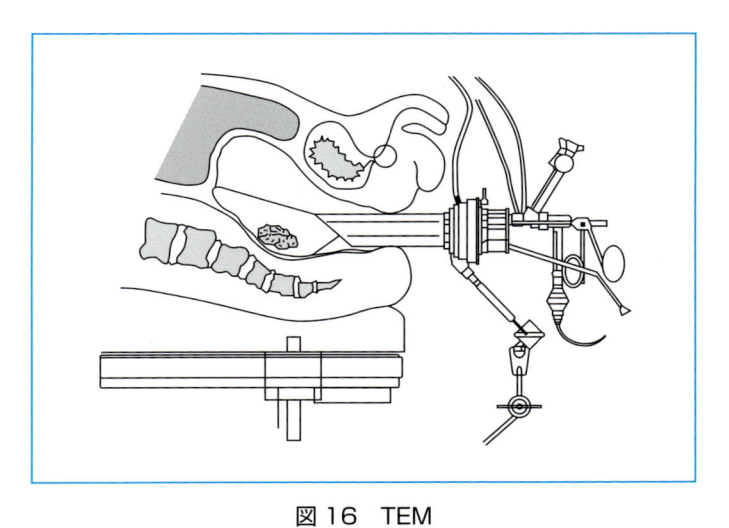

図16 TEM
〔金平永二,他:日消外会誌 30(4):950-954,1997 より引用〕

Ⅳ. 経肛門的手術の位置づけは

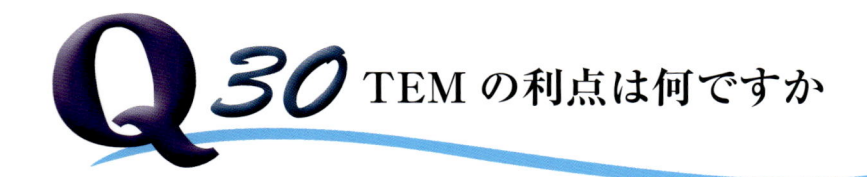

Q30 TEMの利点は何ですか

A 高い位置の直腸病変を切除できるということと，全層切除ができることです

- 通常の経肛門的な操作ではできないような高い位置の直腸病変（肛門縁より5～20cm）を切除できるということと，全層切除ができることです．

- EMRにて一括切除不可能な症例や，腫瘍の局在が内視鏡的操作困難な直腸良性腫瘍，SM浅層癌が適応となります．明らかなSM深層癌や進行癌は，リンパ節転移のリスクがあるため，基本的には適応になりません．

- おわかりのとおり，手順や適応などはESDと似ています．最近のESDの進歩によって，TEMは頻度が減ってきていると思います．特殊な器具が必要なため，コストもかかります．

Q31 経肛門的外科切除は，口側のどこまでの病変に対して可能ですか

A 中部直腸まで可能です

■中部直腸まで可能です．それ以上の口側の病変に対しては，EMRやTEMなどの方法による切除が必要となります．

Ⅳ. 経肛門的手術の位置づけは

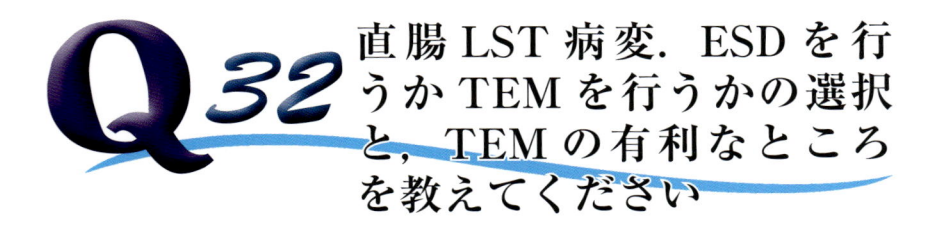

Q32 直腸 LST 病変．ESD を行うか TEM を行うかの選択と，TEM の有利なところを教えてください

A 基本的には ESD で対応できれば一番よいと思います

■ 基本的には ESD，あるいは EMR で対応できればそれが一番よいと思いますが，ESD では技術的に非常に困難が予想される場合や，穿孔のリスクがきわめて高い場合などは，全層切除や縫合に対応できる TEM が有利だと思われます．

■ また，カルチノイドや GIST などの粘膜下腫瘍で全層切除が必要な症例も TEM のよい適応かもしれません．

Q33 TEM, MITAS, ESD の棲み分けについて教えてください

A ESD の登場により，その役割は減ってくるでしょう

- MITAS とは，経肛門的局所切除術（minimally invasive transanal surgery）で，管腔内切除術に分類され，開肛器を用いて腫瘍を肛門側に手繰り出し牽引した後に自動縫合器にて切除する術式です．

- 以前は，内視鏡治療では切除不可能な大きさの早期癌に対して，腹腔鏡下手術よりも低侵襲なことが TEM，MITAS の有利な点でしたが，現在は ESD の登場により，その役割は減ってきています．

- 今後も，TEM，MITAS はその役割を ESD へ移していくと思います．

V. 術後合併症

- Ⅰ. 結腸癌の術式
- Ⅱ. 直腸癌の術式
- Ⅲ. 腹腔鏡下手術
- Ⅳ. 経肛門的手術の位置づけは
- Ⅴ. 術後合併症　Q34〜36
- Ⅵ. 進行癌の取り扱い
- Ⅶ. 術前, 内科に求めること
- Ⅷ. 内視鏡治療の偶発症と手術
- Ⅸ. イレウス
- Ⅹ. 痔
- Ⅺ. 潰瘍性大腸炎
- Ⅻ. 人工肛門
- ⅩⅢ. その他

V. 術後合併症

Q34 直腸癌術後の排尿障害や性機能障害は回避できますか

A 自律神経温存の側方郭清術が有用です

■ 直腸癌の術後の合併症としては，排尿障害，性機能障害，そして排便障害がもっとも大きなものです．とくに排尿障害と性機能障害は，側方郭清による神経障害に影響されることにより発生します．

■ 直腸の周りには自律神経が直腸を取り囲むように分布していますから，直腸を切除する際（TME），あるいはその周囲の側方リンパ節を郭清する場合には，これらの神経が損傷される可能性があります．または，リンパ節転移が認められる場合にはそのような神経をあえて合併切除してリンパ節郭清を行う場合もあります．

■ そうすると当然，排尿あるいは，性機能障害が起こるわけですが，これらは時間の経過とともに，一般的には改善してきます．術後1年経つと，とくに術直後には悪かった排尿機能で改善傾向を認めます．

■ 一方，性機能障害はとくに男性の場合で問題となり，これは勃起機能と射精機能に分かれますが，直腸癌術後にはこれら両者が影響を受ける場合，あるいは

そのいずれかが影響を受ける場合があります．このようなことを回避するために，側方郭清を行う際には自律神経を温存する手術が行われます．これは，自律神経温存の側方郭清術と呼ばれています．ただ，自律神経を温存しても，必ずしも100％排尿，性機能を温存できるわけではありません．

最近日本では術前の補助療法として放射線療法，あるいは化学放射線療法などを用いることによって側方郭清の適用を少なくし，機能を温存しようという試みも行われています．

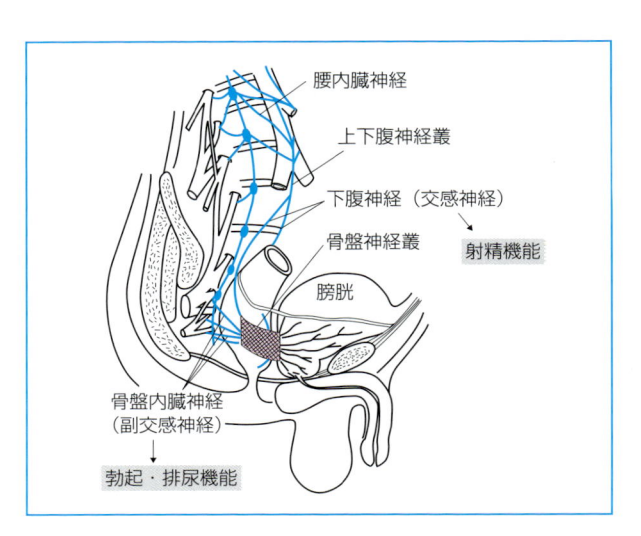

図17 骨盤内臓を支配する神経（男性）
〔佐藤健次：外科治療 71；387-394, 1994 より改変引用〕

V. 術後合併症

Q35 結腸は長く切除しても後遺症などに影響はないのでしょうか

A あまり大きな影響はありません

- 結腸は全摘して回腸－直腸吻合したような場合でも時間の経過とともに排便機能はかなり改善されますし，日常生活に支障をきたすことは基本的には多くありません．

- さらに，特殊な手術の場合には大腸を全摘し，回腸で回腸嚢というパウチを作って肛門とつなぐ手術もあります．この場合は大腸がすべてなくなるわけですが，このような手術を行った場合でも，順調に経過すれば術後1年くらい経つと便の回数が1日4～5回程度で済むようになります．

- したがって，結腸というのは，ある程度切除範囲が長くなっても，排便機能その他の機能への影響はあまり大きくないと考えられます．

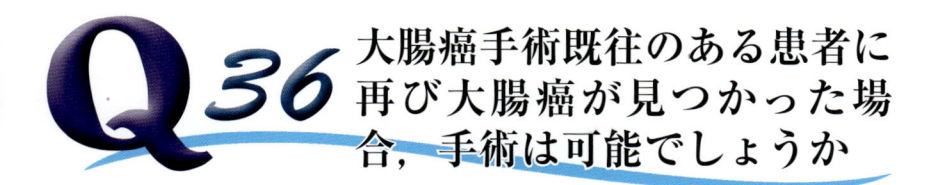

Q36 大腸癌手術既往のある患者に再び大腸癌が見つかった場合，手術は可能でしょうか

A 手術は可能です．リンパ節郭清も行えます

■ ただし，前回の手術でどこの血管が処理されていたかにより，今回の手術で切除する範囲が異なります．時には非常に広い範囲の腸を切除する必要も出てきます．

■ たとえば，S状結腸癌で手術既往があり，左結腸動脈が切除されている，そして今回，横行結腸に癌が見つかった場合（図18）です．このような場合には前回吻合部も含めて，広範囲に切除しなければなりません．その場合でも，左結腸動脈が前回の手術で残されていれば，切除範囲は少なくて済む状況が考えられます．

V. 術後合併症

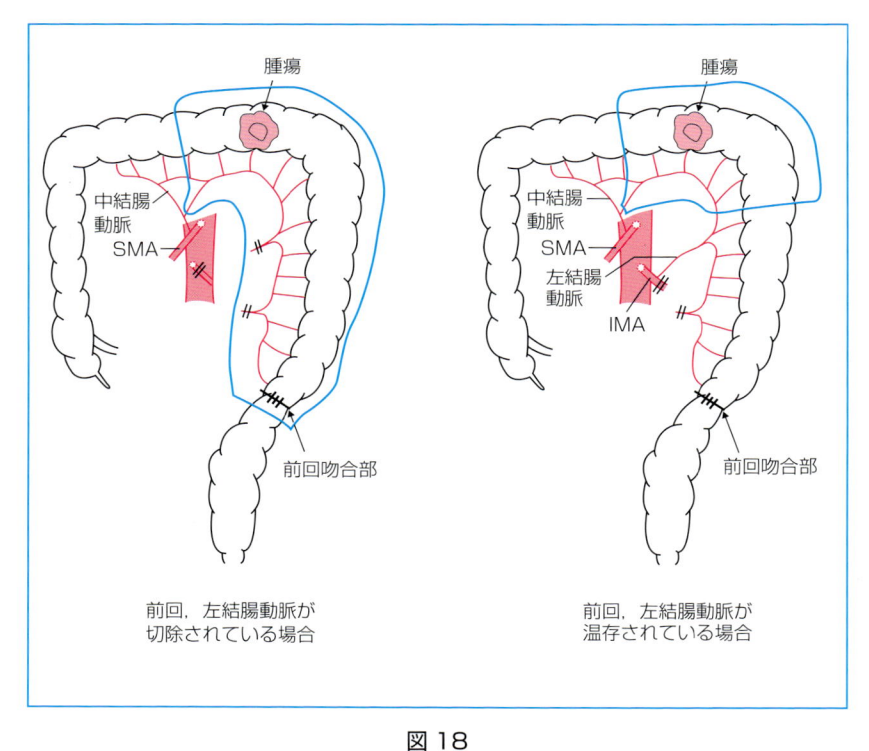

図18
IMA：下腸間膜動脈
SMA：上腸間膜動脈

Ⅵ. 進行癌の取り扱い

Ⅰ. 結腸癌の術式
Ⅱ. 直腸癌の術式
Ⅲ. 腹腔鏡下手術
Ⅳ. 経肛門的手術の位置づけは
Ⅴ. 術後合併症
Ⅵ. 進行癌の取り扱い　　Q37〜40
Ⅶ. 術前，内科に求めること
Ⅷ. 内視鏡治療の偶発症と手術
Ⅸ. イレウス
Ⅹ. 痔
Ⅺ. 潰瘍性大腸炎
Ⅻ. 人工肛門
ⅩⅢ. その他

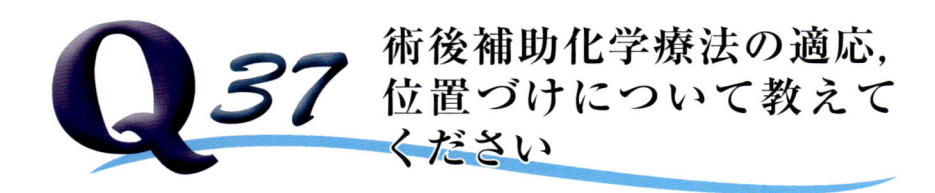

Q37 術後補助化学療法の適応，位置づけについて教えてください

A Stage Ⅲの症例に対して行います

■ Stage Ⅲ，およびStage Ⅱのハイリスク症例（郭清リンパ節個数12個未満，T4症例，穿孔あるいは腸閉塞症例，低分化腺癌，または未分化癌，脈管侵襲，リンパ管侵襲，傍神経浸潤）が適応となります．

■ 基本的にStage Ⅲの症例に対して補助療法を行います．

■ その内容は経口フッ化ピリミジン系抗癌剤（uracil-tegafur：UFT + leucovorinやcapecitabineなど）を中心に行っています．外国では点滴の投与が行われていますが，わが国では経口剤投与が一般に多く行われています．

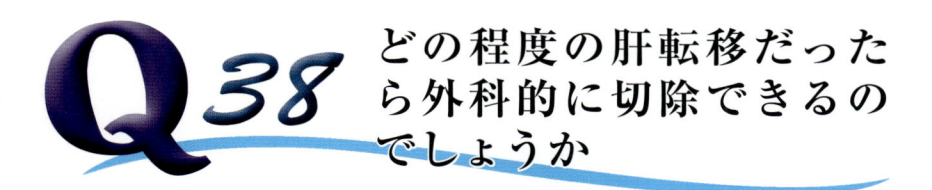

Q38 どの程度の肝転移だったら外科的に切除できるのでしょうか

A 残肝容量を目安にしています

■ 切除できる，できないの定義は非常に難しい点があります．この定義に関しては外国と日本で違いますし，日本でも施設の間でまちまちです．

■ 原発巣が制御されているということと，肝転移巣が遺残なく切除可能であることが必要です．また，技術的に，転移巣切除を行った際に必要量の正常な肝組織を残せるかどうか，その残肝容量（30％）が重要な基準となります．

Ⅵ. 進行癌の取り扱い

Q39 肺転移の治療方針について教えてください

A ガイドラインには明記していませんが，検討中です

■ 肺に癌転移がある場合でも，StageⅣの基本的な方針として，切除できる場合には手術します．ただし，肺に何個あった場合にとれて，何個以上あった場合にはとれないかという判断に関しては非常に難しいと思われます．本当はこの点が一番心配なところですが，きちんとしたデータがないために，現在のガイドラインでもこれに関して明記されていません．

■ 現在，本邦の大腸癌研究会では肺転移などに関してプロジェクト研究が進行しており，どのような病変に対してどのような治療をすればもっともよいかという点に関して研究が進められています．

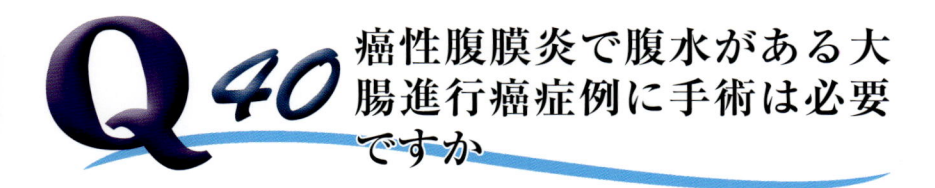

Q40 癌性腹膜炎で腹水がある大腸進行癌症例に手術は必要ですか

A 播種や狭窄の程度によります

多数の腹膜播種と腹水を伴う腫瘍で，腫瘍によるイレウスや出血などの症状がなく，食事摂取がふつうにできていれば，まずは全身化学療法を行うことが一般的だと思います．

症状がなくても内視鏡が通りにくいような狭窄を認める場合，原発巣切除を化学療法の前に行うこともあります．

Ⅶ. 術前, 内科に求めること

- Ⅰ. 結腸癌の術式
- Ⅱ. 直腸癌の術式
- Ⅲ. 腹腔鏡下手術
- Ⅳ. 経肛門的手術の位置づけは
- Ⅴ. 術後合併症
- Ⅵ. 進行癌の取り扱い
- Ⅶ. 術前, 内科に求めること　Q41〜48
- Ⅷ. 内視鏡治療の偶発症と手術
- Ⅸ. イレウス
- Ⅹ. 痔
- Ⅺ. 潰瘍性大腸炎
- Ⅻ. 人工肛門
- ⅩⅢ. その他

Ⅶ. 術前，内科に求めること

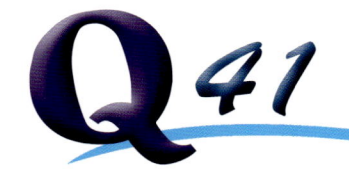

Q41 癌の病変に対する術前の点墨について教えてください

マーキングは行ったほうがよいのでしょうか？
また，点墨とクリップはどちらがよいのでしょうか

A 点墨でマーキングしてください

- 手術のときにはクリップは必要ありません．むしろ直腸の病変ではクリップをかんでしまったりすることがありますから，なるべくクリップは打たないでほしいと思います．

- ただし，注腸，3D-CTで描出できないような早期癌，とくに表面型病変の場合には，そこの部分にクリップを打つことによって病変の位置が確定できるので必要だと思われます．

- 下部直腸（Rb）については，病変が指で触れるので，点墨は必要ないと考える外科医も多くいると思われますので，点墨すべきかどうか外科医に確認してください．

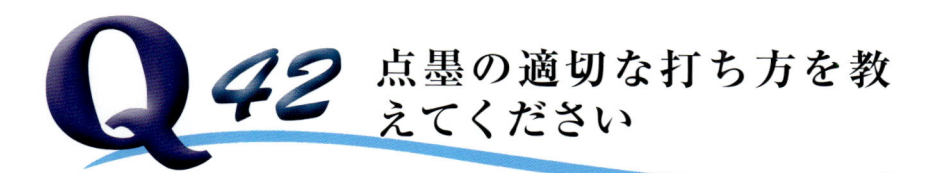

Q42 点墨の適切な打ち方を教えてください

A 2点に打つようにしてください

■点墨の打ち方は非常に注意が必要です．われわれは，確実に粘膜下層に注入するために，EMRのように生食を局注してから，そこに点墨をしています．針が深すぎて，腹腔内に漏らしてはいけません．

■次に，打つ位置です．たとえば，上行結腸，下行結腸，後腹膜に固定しているような場合，あるいは横行結腸でも大網に覆われているような部分がありますので，1カ所に点墨を打つと点墨が見えなくなる可能性があります．

■たとえば，上行結腸の場合，後壁，背側に打ったものは，腹腔鏡下で観察しているとおなかからは点墨面が見えません．したがって，私が常に注意しているのは，必ず180°ずらして2点に点墨することです．そうすると，どこから観察してもどちらかが見えるという状況になります．あるいは，仰臥位で液の貯留する側とは対側（＝腹側）に120°離して2点打つ，という方法もあります．

VII. 術前，内科に求めること

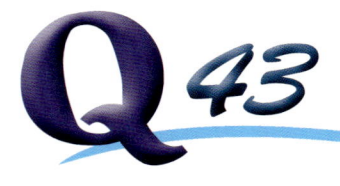

Q43 点墨が病変に少しかかっても大丈夫ですか．また，点墨によって病変が黒くなっても大丈夫ですか

A 大丈夫です

病変に多少かかってしまってもかまいません．また点墨によって病変が黒くなっても大丈夫です．あまり離して打つよりは，病変に近いほうがよい．とくに直腸癌では，病変の肛門側に離して点墨すると，切離する正常直腸が真っ黒ということになり，注意が必要です．病変が全周に近い場合では厳密に180°ずらさなくても，少し離れた2点に打つとか工夫していただければと思います．要は，腹腔側から見た場合，上行結腸あるいは下行結腸など見えない部分の壁もあるので，できるだけ広く認識できるように打つことが大切だと思います．

また，ぜひ外科医に，どこに点墨を打ったかを伝達してください．

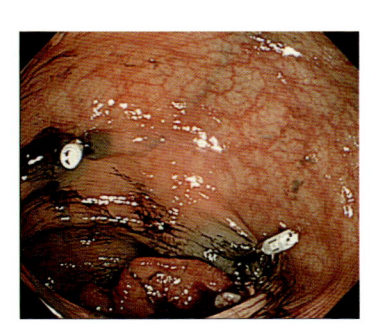

図19 S状結腸癌とほぼ同高に2カ所120度ずらして点墨している．

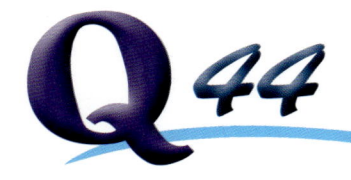

Q44 主病変から離れた位置にある早期癌を EMR するかどうか迷うことがあります．手術の範囲に含まれる場合は放置するのですが，そういう微妙な判断はどうしたらよいですか

A 必ず外科医とよく相談してください

- たとえば，あと5cm長く腸管を切除すればその病変を摘除できるという場合でも，腸管の位置によってだいぶ変わってきます．ある場合には，その5cmが大きく術式に変化をもたらす場合もあります．そのようなときには術前のポリペクトミー・EMRが必要になることもあります．病変が明らかに良性なら術前に無理に切除せずに術後に内視鏡治療することもあります．

- 部位によって条件が異なるので，ぜひ注腸などで病変の部位を確認して内視鏡治療の適応を検討してほしいと思います．

- また，2病変を手術で切除するということになったら，いずれの病変にもマーキングを行ってください．

Ⅶ. 術前，内科に求めること

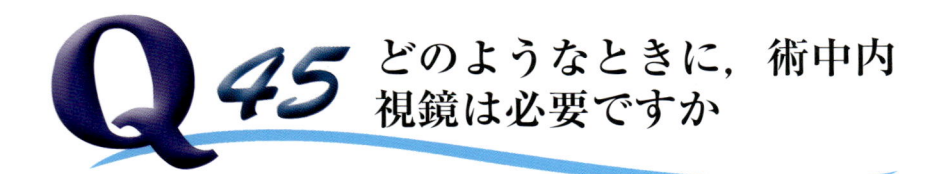

Q45 どのようなときに，術中内視鏡は必要ですか

A 吻合部の出血の検索のため必要です

- 術中内視鏡は煩雑ですので行わない施設が多いようですが，われわれは，必ず術中内視鏡を行うようにしています．吻合部の出血の検索のためです．ただし，腸の中に便が多く溜まっている場合があるので，十分に洗浄して内視鏡をやりやすくするようにします．

- 施設によっては術中内視鏡のために内科の先生の手を必要とする場合もあるかもしれません．

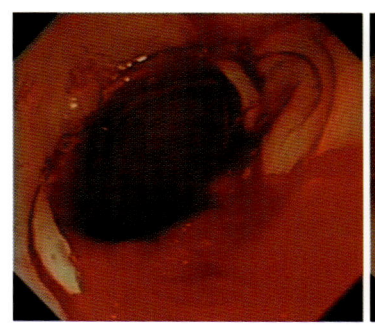

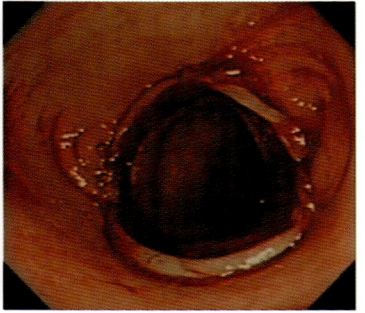

図20　術中吻合部内視鏡像
左：吻合後に出血が認められた．
右：出血点を縫合し，止血を確認した．

Q46 術前の注腸造影撮影は必要ですか．内視鏡の写真だけでは手術できませんか

A 腸全体の形状を確認してください

私は，とくに腹腔鏡下手術の場合には腸の走行がわかっているとアプローチしやすいので，腸全体の形を把握するためにも術前の注腸造影はあったほうがいいと思います．

また，内視鏡の場合，内腔からの観察となりますので，位置関係（直腸かS状結腸か，肝彎曲・脾彎曲か，それによって上行結腸，横行結腸など）の把握が正確ではありません．また，注腸造影では，腸の長さ，吻合位置の予測といった判断も可能なので，切除範囲と切除した場合の残存腸管の長さなどの評価も形状的に可能です．以上のことから，術前の注腸造影は行ったほうがよいと思います．

Ⅶ. 術前，内科に求めること

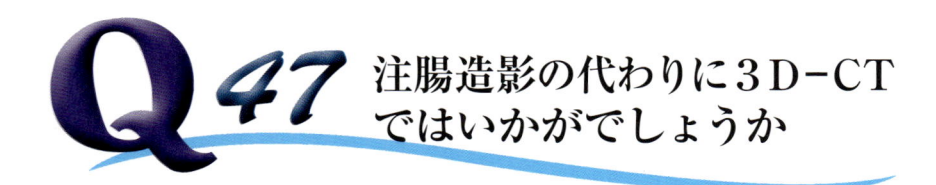

Q47 注腸造影の代わりに3D-CTではいかがでしょうか

A 狭窄の場合など，よいと思います

とくに狭窄などにより，大腸全体の内視鏡検査や注腸造影が困難な症例では，もちろん3D-CTでもよろしいと思います．3D-CTでは血管構築もできる場合があるので，より有効です．また，術前検査として，リンパ節転移や肝転移の情報を得ることもできます．

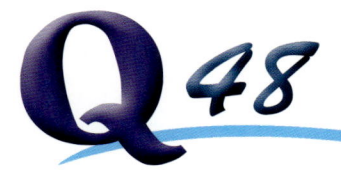

Q48 全周性大腸癌の外科手術待機時（絶食時）の内科での管理について教えてください

A 腸管内の残渣が残らないように前処置をお願いします

貧血の補正．それと，排便が認められるようであれば，緩下剤（酸化マグネシウム，プルセニドなど）で長時間をかけて腸管内の便が残らないように前処置をして欲しいと思います．

Ⅷ. 内視鏡治療の偶発症と手術

- Ⅰ. 結腸癌の術式
- Ⅱ. 直腸癌の術式
- Ⅲ. 腹腔鏡下手術
- Ⅳ. 経肛門的手術の位置づけは
- Ⅴ. 術後合併症
- Ⅵ. 進行癌の取り扱い
- Ⅶ. 術前，内科に求めること
- Ⅷ. 内視鏡治療の偶発症と手術　Q49〜64
- Ⅸ. イレウス
- Ⅹ. 痔
- Ⅺ. 潰瘍性大腸炎
- Ⅻ. 人工肛門
- ⅩⅢ. その他

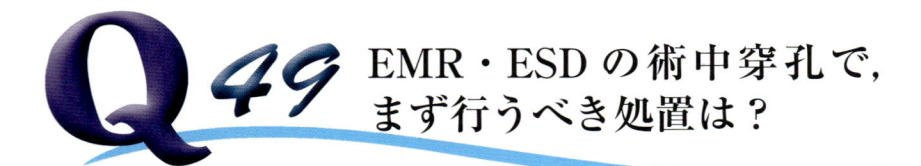

Q49 EMR・ESD の術中穿孔で，まず行うべき処置は？

A まず行う処置として，穿孔部を可及的速やかにクリップを用いて閉鎖できることが望ましいと考えます

■ 腸管内に残便あるいは液などが残っている場合は，体位変換などでそれらが穿孔部から腹腔内に漏出しないようにする努力も必要だと思います．

■ ただし，クリップで閉鎖を試みるためにいたずらに長く処置を行うと，空気・残液が腹腔内に大量に漏れ出す可能性があります．したがってこれらの処置は速やかに行い，その後の腹部単純 X 線写真や CT で正確な評価を行ってください．

■ また，クリップ閉鎖に時間がかかるようでしたら外科的治療に速やかに移行してください．

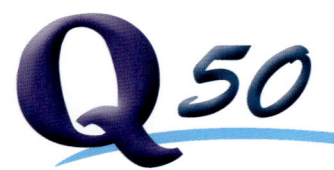

Q50 ESDによる穿孔では，穿孔を起こした部位によって症状は違いますか

A 穿孔を起こした部位によって症状は異なります．大きく分けて結腸と直腸で症状は違います

結腸の場合は，穿孔部から腹腔内に腸管内容物あるいは空気などが漏出するため，腹部全体にわたる腹痛が認められます．

腹膜反転部以下の直腸の場合は，腹腔内とは直接連絡がないため，穿孔を起こしても空気や腸管内容物は後腹膜に漏れ出し，腹腔内に直接は漏出しません．したがって腹痛などの症状は，結腸の場合よりも認めにくくなります．

ただし，結腸の場合でも上行結腸や下行結腸の一部のように後腹膜に固定されている部分に穿孔が起こった場合は，直腸の場合と同様に腹腔内への空気の漏出がないために症状が出にくい場合があります．

まとめると，上行結腸・下行結腸の後腹膜側，あるいは直腸の腹膜反転部以下に穿孔が起こった場合には腹痛などの症状が現れにくくなります．

したがって，腹腔内に free air が認められないような穿孔の場合には，症状がなくても検査所見など（白血球などの炎症所見）を十分考慮して手術の適応を決定しなければなりません．

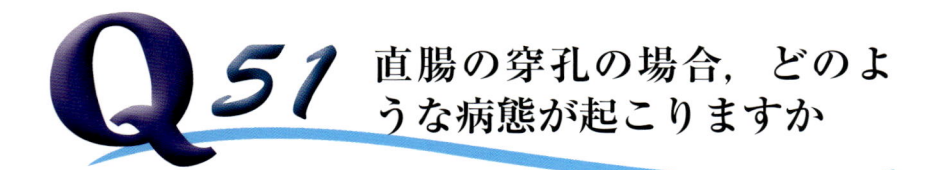

Q51 直腸の穿孔の場合，どのような病態が起こりますか

A 腹膜反転部以下の直腸の穿孔の場合には，free air が出現しません．したがって，立位の腹部単純 X 線写真あるいは胸部単純 X 線写真で横隔膜下に free air がないからといって直腸穿孔を否定できません

- 腹膜反転部以下の直腸が穿孔した場合は，直腸周囲の後腹膜に空気が漏れる状況になります．この場合は腹痛などの症状が乏しいため，直腸周囲の炎症の波及が軽度の場合には保存的経過観察の処置がとられます．

- ただし，後腹膜に広範囲に炎症が波及すると，壊疽性筋膜炎（フルニエ症候群）を生じることがあります．これは細菌が陰部，肛門周囲，大腿部の筋膜や筋肉内に広がり，嫌気性菌と好気性菌の混合感染によって急速に重症化する病態のことで，会陰部や陰嚢を主病変とする場合とくにフルニエ症候群と呼ばれます．壊疽性筋膜炎（フルニエ症候群）は非常に死亡率が高く，治療のタイミングが遅れると救命の難しい疾患です．このような疾患も念頭に置いて，保存的に経過を見る場合はきわめて慎重な経過観察が必要となります．

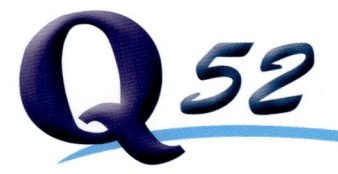

Q52 上行結腸・下行結腸の穿孔の場合，どのような病態が起こりますか

A 腹腔内に露出している部分に穿孔が起こった場合と，背側に穿孔が起こった場合は若干症状が異なります

■ 上行結腸の穿孔の場合は，どこに穿孔を起こしたかによって症状が異なります．まず上行結腸の腹側すなわち腹腔内に露出している部分に穿孔が起こった場合には，free air が認められます．ここに腸管内容物が漏出すると腹膜炎などの症状が認められます．これに対して背側に穿孔が起こった場合は若干症状が異なります．上行結腸の背側は後腹膜に固定されていますので，穿孔が起こっても free air は認められません．したがって，X線写真で free air が認められないからといって穿孔を否定できるものではありません．この場合は CT 撮影で上行結腸の背側に空気が認められないか，膿瘍などがないかどうか十分に注意して確認する必要があります．

■ 下行結腸の場合も上行結腸と状況は同じです．下行結腸の腹側部は腹腔内と交通しているためにここに穿孔が生じると free air が認められますが，下行結腸の背側は後腹膜に位置しているため free air は認められません．したがって単純X線写真で free air がないからといって安心してはいけません．

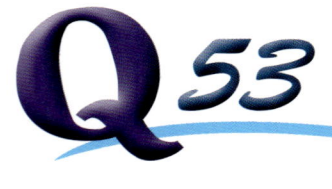

Ⅷ. 内視鏡治療の偶発症と手術

Q53 直腸 Rb の穿孔は free air が見えないこともありますが，保存的処置でも大丈夫ですか

A 保存的治療で大丈夫ということはありません

- free air がなくても直腸周囲の炎症が広がり後腹膜へ波及することにより，ひどい場合，縦隔に空気が広がり頸部の縦隔気腫を発症することがあります．

- ここに感染を併発すると重篤になる場合がありますので，抗生物質を投与しつつ慎重に経過を観察することが重要です．

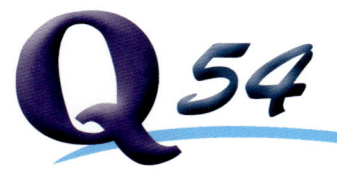

Q54 上部消化管と下部消化管の穿孔で，どのような点が違いますか

A 非常に大きな違いは，穿孔部から腹腔内へ漏れる内容物が異なることです

- 下部消化管では，便汁の流出により，グラム陰性桿菌や嫌気性菌をおもな原因菌とする細菌性腹膜炎を呈することが多く，敗血症への移行も早く重篤になることが多くあります．

- 上部消化管穿孔では胃酸による化学性腹膜炎の様相を呈しますが，発症早期であれば一般に腹水中の細菌が少なく，最近では保存的治療も積極的に行われています．

- 下部消化管の場合は，重篤な感染症が起こりうることを常に念頭においておかなければなりません．

Q55 CTなどの画像診断は必要ですか

A 必要です

- 腹腔内にfree airが認められる場合には，胸部単純X線写真で確認ができます（図21）．

- しかし直腸および結腸の一部のように後腹膜に穿孔を起こした場合は，free airは認められません．したがってこのような場合，腸管の周囲にどの程度炎症・free air・膿瘍が広がっているかということは，CTをとって確認する必要があります（図22）．

- 単純X線写真でfree airがないからといって，穿孔を否定できるわけではありません．

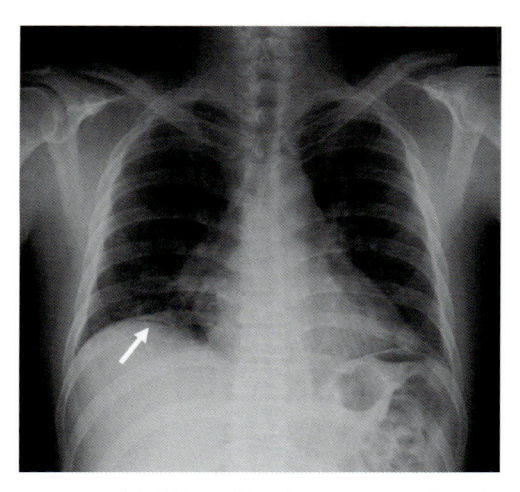

図21　胸部単純X線写真のFree air（矢印）

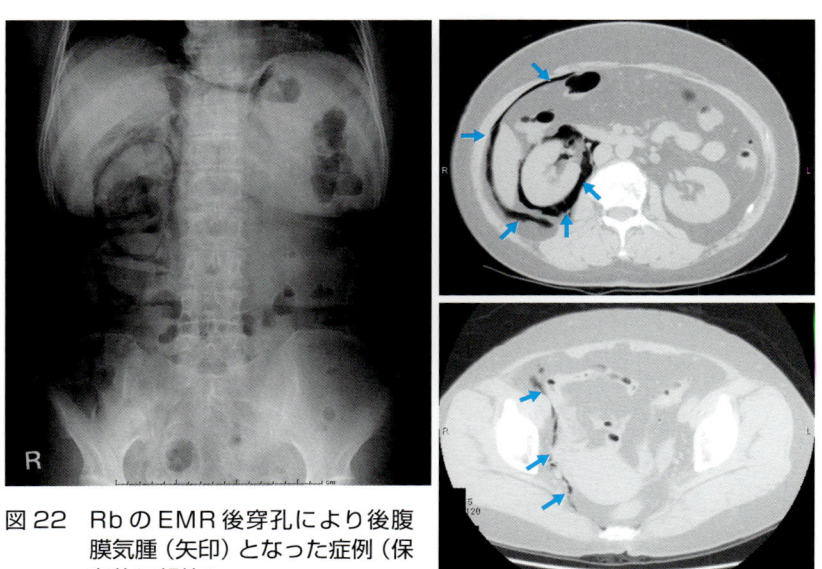

図22　RbのEMR後穿孔により後腹膜気腫（矢印）となった症例（保存的に軽快）

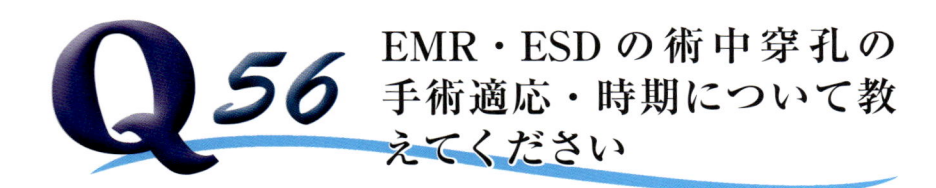

Q56 EMR・ESD の術中穿孔の手術適応・時期について教えてください

A 下部消化管の穿孔はまず外科的な手術を考えるというのが原則です

下部消化管の穿孔はきわめて重篤な結果を招きうる状態なので，十分に注意して対応しなければいけない．そのためには，外科的な切除を常に最初に念頭においていただきたいと思います．

もし腹膜炎が重篤な場合は敗血症で生命の危険を招くこともありますし，腹膜炎がひどくなってから手術をすると手術自体の侵襲も大きくなり，一期的な吻合が無理となって，人工肛門を置いた二期的な手術が必要となる可能性も高くなります．

したがって，明らかに穿孔を起こした場合には，まず外科的な手術を考慮する必要があると思います．

Q57 穿孔しても保存的に経過観察できるのはどういう場合でしょうか

A 炎症所見も悪化しない，症状も悪化しない場合は，経過観察を行いうると考えられます

炎症所見も悪化しない，症状も悪化しない場合は経過観察を行いうると考えられますが，経過を観察していて炎症反応・症状が強くなってきた場合，クリップで縫縮したところから腸管内容物あるいは空気が漏れ出している可能性が考えられますので手術を考慮する必要があります．

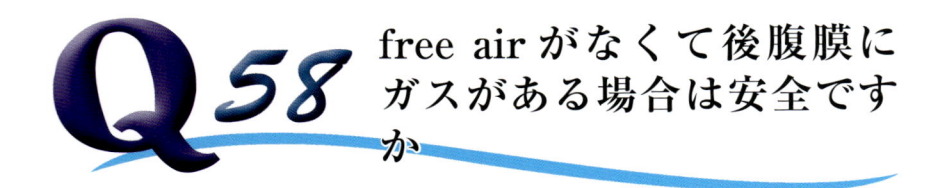

Q58 free air がなくて後腹膜にガスがある場合は安全ですか

A 安全ではありません

- 後腹膜は非常に疎な空間ですので，そこに感染が起こると広範囲に炎症が波及する危険性があります．

- したがって，free air が認められないため腹部症状などが軽度（または認められない）の場合もありますが，炎症が広範囲に波及するときわめて重篤な状態になりますので十分な注意が必要です．

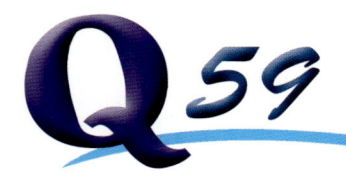

Q59 ESD穿孔後,クリップ縫縮術で経過をみています.手術に移行しなければならないのはどういうときですか

A 経時的に症状や検査データの増悪が認められる場合には,腹膜炎が進行していることが考えられるため手術が必要となります

- 穿孔を起こして腹痛が強く腹腔内に腸管内容物の漏出が認められる場合には,緊急手術が必要となります.

- しかし,すぐに穿孔部をクリップで閉鎖できた場合,空気・腸管内容物の漏出がほとんど認められない場合,腹痛などの症状が弱い場合,検査所見においても炎症所見(白血球数など)が著明に上昇しない場合は,保存的に経過をみてよい場合もあります.

- しかしこのような場合でも,経時的に詳細に検査データ,症状を確認していく必要があります.経時的に症状や検査データの増悪が認められる場合には腹膜炎が進行していることが考えられるため手術が必要となります.これを放置して炎症が高度になって手術を行うと,吻合ができないために人工肛門の造設を余儀なくされたり,全身状態の悪化を認める場合がありますので要注意です.

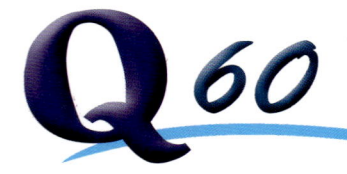

Ⅷ. 内視鏡治療の偶発症と手術

Q60 穿孔した場合のリスクは,前処置の状態によって変わりますか

A 変わる場合があります

前処置が良い場合は,穿孔を起こしても空気の漏出だけで,汚染された腸管内容物は腹腔内に漏れない可能性があります.ただし前処置が悪い場合は,便汁などの汚染物が腹腔内へより漏れやすくなります.そうすると腹腔内に漏出した便汁などにより炎症が広範囲になる可能性があるため,病態が重症化することがあります.

したがいまして,穿孔を起こしても腹膜炎などの危険性を避けるために前処置が重要であり,穿孔を起こした後の重症度を左右する大きな要因と考えられます.できるだけ前処置によって腸管内の状態をよくしておく必要があります.

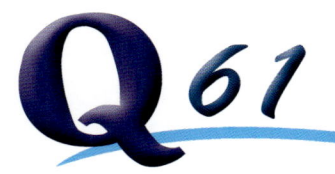

Q61 穿孔時の緊急手術の場合，穿孔した腸管にはどのような手術が行われるのでしょうか

A 手術としては，穿孔部を単純に縫合・閉鎖する方法，次に穿孔部を含めて腸管を切除する方法があります

- さらに腸管を部分切除した場合には，吻合を同時に行う場合と，一時的に人工肛門を造設して時間がたった後（数カ月後）に人工肛門を閉鎖し，腸管を吻合する場合があります．

- これらは腸管の穿孔部の大きさ・性状，さらに穿孔から手術までの時間，また腹腔内の汚染の程度すなわち腹膜炎の程度，そして患者さんの全身状態・リスクを考慮して決定されます．

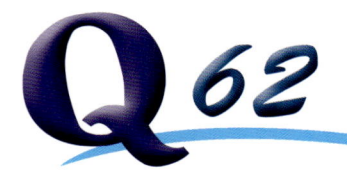

Q62 EMR・ESDによる穿孔によって緊急手術になったら，人工肛門になってしまいますか

A 必ずしも全例で人工肛門になるわけではありません．人工肛門になる場合は，腸管を切除して一期的に吻合するのが危険な場合です

そのような場合とは，腹腔内の汚染が著明である場合，たとえば腸管の前処置が不良で腸管内に残便があるような状況で穿孔が起こり腸管内容物が腹腔内に漏れて腹腔内で広がっているような状況です．そして発症からある程度時間がたって，それらの影響が広く長時間にわたり腹腔内に存在しているような場合には，人工肛門になる可能性が高くなります．

ただし穿孔後早期，さらに腹腔内の汚染の程度が低い場合などは，腸管を一期的に縫合閉鎖あるいは切除・吻合を行う場合があります．

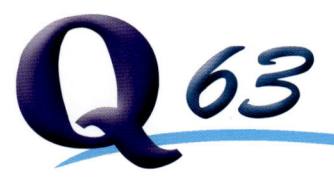

Q63 ESDで穿孔を起こしても，人工肛門にしないための対処は？

A 人口肛門にしないためにもっとも大事なことは，腹腔内に炎症が起こっていないという条件があります

- つまり穿孔を起こしても人工肛門にならない（腸管の縫合閉鎖あるいは切除・吻合によって処置ができる）というのは，腹腔内に汚染がないかきわめて少ない場合，つまり残便が腹腔内に広がっていないなどの条件が必要となります．つまり内視鏡的切除をする場合は，腸管の前処置をできるだけ良好にして，万が一穿孔が起こっても穿孔部から腹腔内に便が漏れないようになっている状況がきわめて重要です．炭酸ガス送気だと腸管内圧が上がりにくく，漏れが少なくてすむことが多いです．

- さらに，全身状態が不良の場合は，腸管吻合した後に縫合不全などの危険性が高くなりますので，全身状態も影響してくると思います．低栄養状態あるいはステロイドを投与している状況．このようなリスクがある場合は人工肛門になる可能性が，より高くなるといえます．

Ⅷ. 内視鏡治療の偶発症と手術

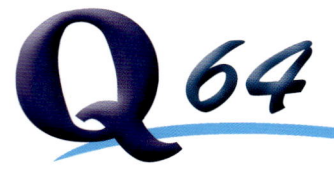

Q64 内視鏡穿孔によって人工肛門となるのはどういう場合ですか

A 人工肛門になる場合は，穿孔部の閉鎖が困難か，一期的な腸切除・吻合（穿孔部を含めた腸切除を行うと同時に腸の吻合術も行う）を行うのが危険であると判断された場合です

一期的な手術が危険とされる場合とは，

① 穿孔部から液が大量に漏出して腹膜炎を起こしている場合

② 穿孔後にある程度時間が経過して炎症の程度がひどい場合

③ 患者の全身状況が悪い場合（ステロイド投与例・低栄養など）

などです．

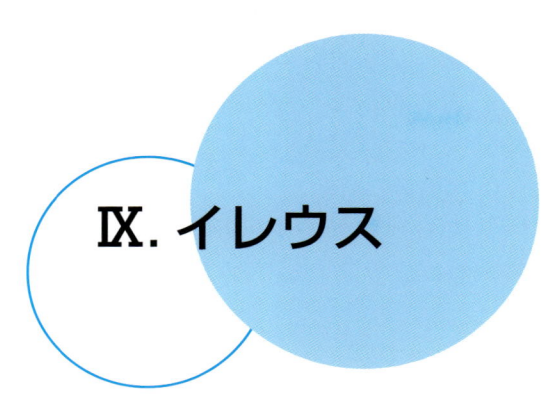

IX. イレウス

- I. 結腸癌の術式
- II. 直腸癌の術式
- III. 腹腔鏡下手術
- IV. 経肛門的手術の位置づけは
- V. 術後合併症
- VI. 進行癌の取り扱い
- VII. 術前,内科に求めること
- VIII. 内視鏡治療の偶発症と手術
- IX. イレウス　Q65〜71
- X. 痔
- XI. 潰瘍性大腸炎
- XII. 人工肛門
- XIII. その他

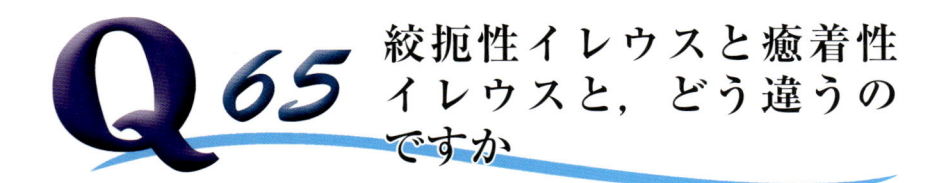

IX. イレウス

Q65 絞扼性イレウスと癒着性イレウスと，どう違うのですか

A 絞扼性イレウスを見逃さないようにしてください

■ イレウスは腸管の物理的な狭窄が原因の機械的イレウスと，腹部手術後の腸管麻痺などが原因の機能的イレウスに分類されます．機械的イレウスはさらに腸管の血行障害の有無により絞扼性イレウスと単純性イレウスに分類されます．

■ 絞扼性イレウスは血行障害を伴うイレウスで，腸管がバンドなどで締められることにより，その部分に血流障害をきたしますが，これは放っておくと腸管壁が壊死に陥り，穿孔をきたすことになります．したがって，虚血が疑われる場合には，腸管が壊死を起こす前に，可及的速やかに手術を行う必要があります．

■ "絞扼"という名称から，絞まった形になってループ状になっていればすべて絞扼性イレウスかといえばそういうわけでもありません．絞扼性イレウスの定義は，"血行障害を伴っている"ということです．

単純性イレウスのうちもっとも多いのは，開腹手術後に起こる癒着が原因で腸管内腔の狭窄・閉塞をきたすイレウスで，これを癒着性イレウスといいます．単純性イレウスは他に大腸癌によるイレウスも含まれます．癒着性イレウスは絶食，腸管内腔の減圧など，まずは保存的に治療するのが原則ですが，常に"血行障害を伴っていないか"を念頭におき，治療に当たることが重要です．

表３

	癒着性イレウス	絞扼性イレウス
自発痛	間欠的減圧にてコントロール可能	持続的で強い．減圧にてもコントロール困難
腹膜刺激症状	ないか軽度	強い
腹　水	(−)〜(+)	(+)
腹部 US		to & fro movement の消失，ケルクリング襞の消失
腹部 CT		造影されない腸管

IX. イレウス

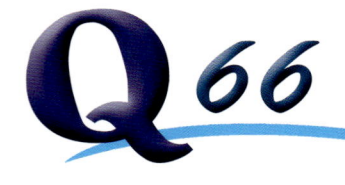

Q66 癒着性イレウスか絞扼性イレウスかの診断はどうすればよいのでしょうか．絞扼性イレウスを見逃さないためのチェックポイントは？

A 造影CTと理学的所見が重要です

診断にもっとも重要なのは造影CTで，腸管壁の造影効果の低下，腹水の有無，腸管壁内ガス像，closed loop obstructionなどが特徴ですが，異常所見の乏しい症例もあり，理学的所見（強度の腹痛，腹膜刺激症状）とあわせて総合的に診断する必要があります．そのほかに超音波（US）や，カラードプラーが有用であるとの報告もあります．

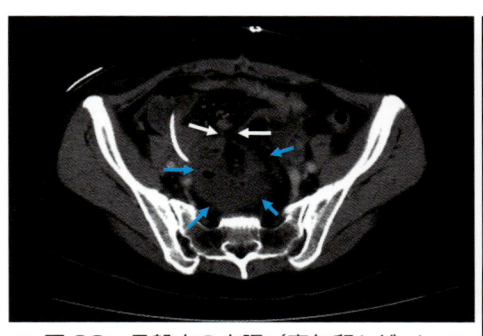

図23　骨盤内の小腸（青矢印）がclosed loop（白矢印）になっており，壊死していた．

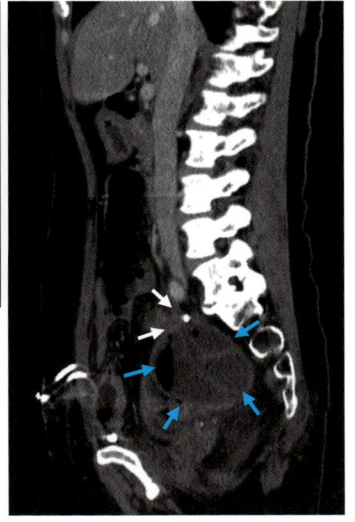

Q67 イレウスは内科でみるのでしょうか,外科でみるのでしょうか

A 両者の協力が必要です

- 内科・外科と区別するのではなく,両者が協力して診療する必要があります.

- 内科側に紹介された患者でイレウスを疑えば,患者の症状と画像診断の所見から絞扼性イレウスであるか否かの診断を的確に行い,絞扼性イレウスであれば,即座に手術適応として外科医に紹介してください.また,後で述べるように頻回にイレウス症状を呈する患者も手術適応となりますので,内科・外科の連携はとても重要なものと考えます.

IX. イレウス

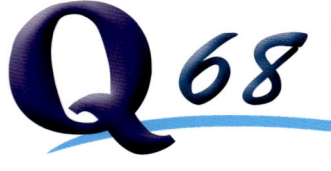

Q68 癒着性イレウスの手術適応について教えてください．どこまで保存的にみて，どこで手術に踏み切るのでしょうか

A 頻回にイレウス症状を起こす患者は要注意です

癒着性イレウスの場合に一番大切な判断は，絞扼性イレウスとなっているかいないかの点を明らかにすることです．絞扼性イレウスで虚血が疑われる場合には緊急手術の適応となりますし，絞扼性イレウスでない場合は，基本的には保存的治療でみていてよいということになります．

その期間に関しては，医師によって違います．ある医師によれば，たとえば保存的期間を3～4日みて，改善しなければ手術を考えるかもしれませんし，ある医師は3週間イレウス管を入れて保存的治療を続けるかもしれません．その期間をどのくらいにするかの基準については，とくにありません．保存的治療としては，胃管，あるいはイレウス管の挿入，電解質輸液などの治療が行われます．

それともう一つ手術適応に関して重要なのは，過去に頻回にイレウス症状を起こしているかどうかということです．同じ症状で何回も入院を繰り返して頻回にイレウスを呈している場合と，初めてイレウス症状を起こした場合では，いずれの場合も過去に開腹の既往歴があると癒着性イレウスが多いわけですが，同じ既往歴がある場合でも，初めてイレウスを起こした場合と頻回に起こしている場合とでは手術適応も変わってきます．

　Polysurgeryになる可能性もあるので，イレウスの手術適応というのは十分慎重に考える必要があります．Polysurgeryの患者に対する外科手術適応としては，患者がどのくらい頻回に入院しているか，症状はあるか．さらに，その後再発する可能性も考慮して，症例ごとに社会的・相対的適応を含めて総合的に手術適応を判断するということを，内科医・外科医が共同して検討すべきと思います．

IX. イレウス

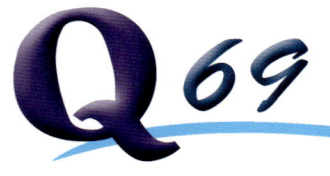

Q69 絞扼性イレウスでないかぎり，手術しなければいけないという局面はあまりないのでしょうか

A 頻回にイレウス症状を起こす患者は要注意です

前述しましたとおり，イレウスで手術をした場合，それが原因でさらにイレウスを起こす可能性が出てきます．したがって，安易にイレウスの手術をしても，さらにまたその後繰り返してイレウスになる可能性もあるので，その辺が，保存的治療をいつやめて手術に移行するかの判断を難しくしている点です．

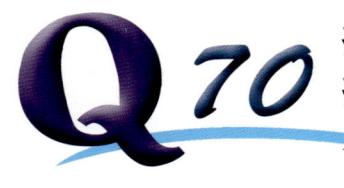

Q70 癌性イレウス，とくに直腸癌のとき，術前に経肛門的バルーンチューブを入れてドレナージしたほうがよいのでしょうか

A 経肛門的チューブが有効です

- 基本的には，癌性イレウスでイレウスの症状が悪化していく場合には緊急手術が必要となります．したがって，その場合に経肛門的ドレナージができることは極めて有効な手段となります．尿道に入れるバルーンカテーテルで減圧がされたという報告もあります．

- 経肛門的イレウスチューブを使うときに注意しなければいけない点は，先端で腸壁に穿孔を起こすという報告もありますので，先端が腸壁をテント状に押していないかを確認する必要があります．

- たとえば，RSの部分にあるような腫瘍の場合，経肛門的イレウスチューブを入れてS状結腸のところがテント状に押されているようなときには穿孔を起こす危険もあるので，十分に注意が必要です．

IX. イレウス

■留置できた場合には，時間をかけて腸管内の洗浄と減圧を繰り返していきますが，この操作を繰り返すことによって腸管の浮腫をとることができます．そうすれば，手術の際に一期的な吻合も可能になる可能性があります．

■これが無理な場合には Hartmann 手術や，いったん吻合をおいて一時的人工肛門を置くという操作が必要となる場合もあります．したがって，経肛門的な減圧術で口側腸管の浮腫をできるだけ抑えておくことは，手術上もきわめて重要な操作となります．

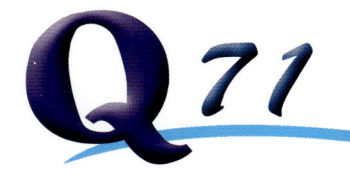

Q71 大腸癌によるイレウスに対して緊急手術となった場合，術前にイレウス管でどこまできれいにすべきでしょうか

A 通常は経口的なイレウスチューブは十分な効果は期待できないと思います

大腸癌イレウスに対しては，盲腸や上行結腸などの場合を除き，通常は経口的なイレウスチューブは十分な効果は期待できないと思います．したがって，緊急的に人工肛門の手術を行うか，前述の経肛門的なイレウスチューブで減圧することが必要となります．

X. 痔

Ⅰ. 結腸癌の術式
Ⅱ. 直腸癌の術式
Ⅲ. 腹腔鏡下手術
Ⅳ. 経肛門的手術の位置づけは
Ⅴ. 術後合併症
Ⅵ. 進行癌の取り扱い
Ⅶ. 術前，内科に求めること
Ⅷ. 内視鏡治療の偶発症と手術
Ⅸ. イレウス
Ⅹ. 痔　　Q72～75
Ⅺ. 潰瘍性大腸炎
Ⅻ. 人工肛門
ⅩⅢ. その他

X. 痔

Q72 内痔核と外痔核の違いを教えてください

A 内痔核は歯状線より口側，外痔核は歯状線より肛門側にできます

内痔核の症状はおもに脱出と出血で，痛みはほとんどありません．肛門周囲の静脈環流が悪くなることで静脈瘤が形成されて発生すると考えられていましたが，肛門上皮と筋層間にあるクッション機構が減弱化することで発生するという説もあります．

外痔核は痔核血管内に血栓を形成する血栓性外痔核と呼ばれる急性期の病態が問題となります．炎症性で硬く，患者さんにとっては大変痛いものです．ただしその皮を切って血栓を出したらストンと楽になります．

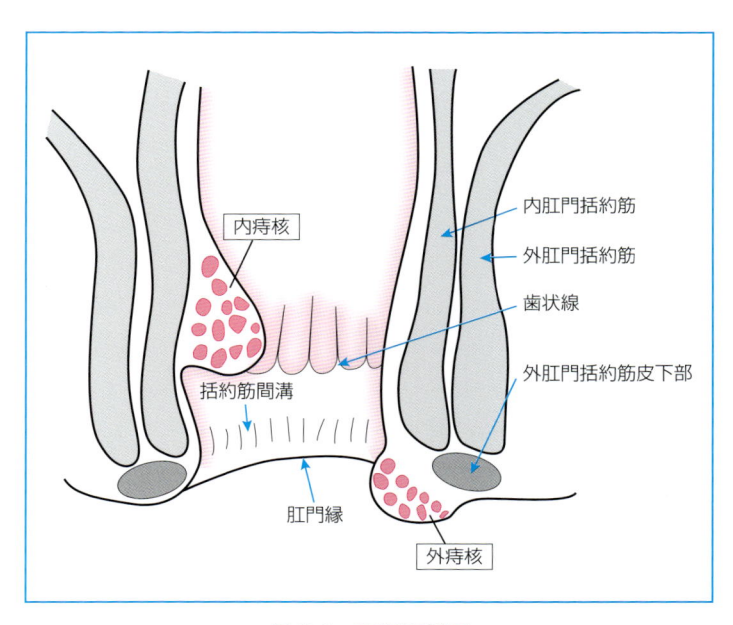

図24　肛門解剖図

X. 痔

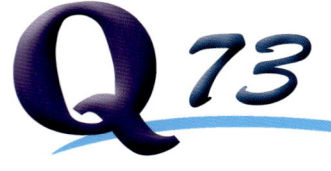

Q73 患者さんは「痔がありますよ」と言うと,「疣痔ですか,切れ痔ですか」と質問してきますが,その質問に対して内科医としてどのように答えればよいでしょうか

A 下記の通りです

- **疣痔**とは,痔核(内痔核と外痔核)のことを指します.

- **切れ痔**とは,裂肛のことを指し,硬便や頻回の下痢による肛門上皮の損傷が原因です.排便時,または排便後の痛みが主症状です.

- **裂肛**が慢性化すると潰瘍を形成し,口側に肛門ポリープ,肛門側に皮垂(skin tag)を形成します.肛門狭窄の原因ともなります.

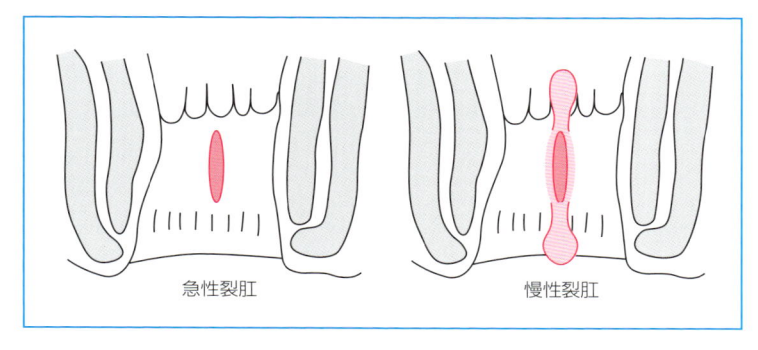

急性裂肛　　慢性裂肛

図25　裂肛

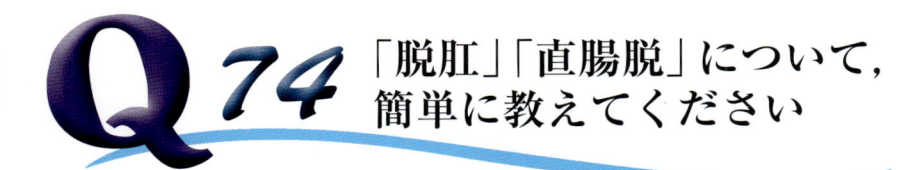

Q74 「脱肛」「直腸脱」について，簡単に教えてください

A 脱肛というのは，内痔核の脱出ですし，直腸が出たら直腸脱です

肛門管上部の粘膜のみが，肛門輪外に脱出したものを脱肛といい，直腸が肛門より全層にわたり，完全に脱出した状態を直腸脱といいます．

外観は脱肛が放射状の溝を有し，溝の辺縁が浅く触れますが，直腸脱は内腔を中心とした同心円状の溝として観察され，肛門輪との境に示指の入る深さが認められます．

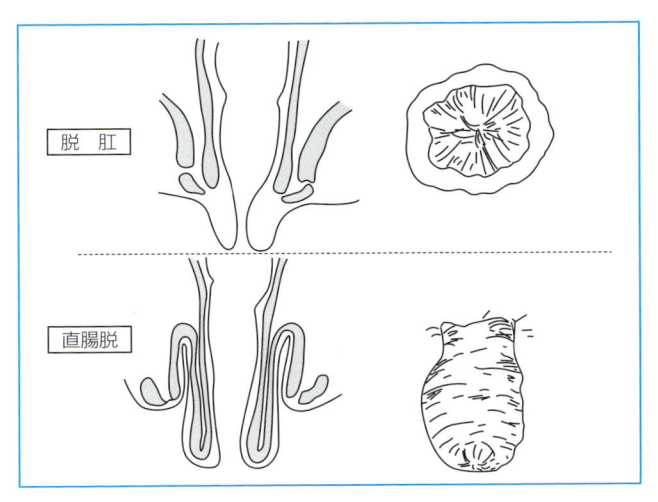

図26　脱肛と直腸脱

X. 痔

Q75 痔の手術適応について教えてください

A Ⅲ度以上の脱肛です．出血がひどくても手術適応です

内痔核が排便時に脱出し，指で押し込まないと元に戻らない場合（Ⅲ度），脱出したままの状態（Ⅳ度）は手術適応です．また，出血がひどくても手術適応です．

XI. 潰瘍性大腸炎

Ⅰ. 結腸癌の術式
Ⅱ. 直腸癌の術式
Ⅲ. 腹腔鏡下手術
Ⅳ. 経肛門的手術の位置づけは
Ⅴ. 術後合併症
Ⅵ. 進行癌の取り扱い
Ⅶ. 術前,内科に求めること
Ⅷ. 内視鏡治療の偶発症と手術
Ⅸ. イレウス
Ⅹ. 痔
Ⅺ. 潰瘍性大腸炎　Q76〜82
Ⅻ. 人工肛門
ⅩⅢ. その他

XI. 潰瘍性大腸炎

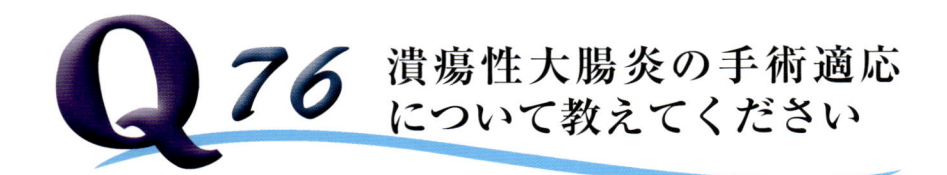

Q76 潰瘍性大腸炎の手術適応について教えてください

A 絶対的適応と相対的適応があります

潰瘍性大腸炎（UC）の手術適応には，大きく分けて絶対的適応と相対的適応があります．絶対的適応は手術を回避できないという状況で，それらには大量出血，穿孔，中毒性巨大結腸症，大腸癌などがあります．

一方，相対的適応には難治例があり，合併症やステロイド（プレドニン®）による副作用などがありますが，そのなかで，頻度的には難治例がもっとも高いとされています．基本的には患者さんと相談のうえ，患者さんの生活状況，病態，内服薬の状況などすべてを考慮して手術を行うか，行わないかを決定します．ひとつの目安として考えられているのはプレドニンの内服量で，総量 10 g を超すとその副作用の率が高くなってくると言われています．

もう一つ相対的適応として，仕事ができない，思う存分好きなものを食べたい，などの社会的な理由も重要です．若い女性の場合は，コスメティックの問題や，手術による妊孕性の悪化が問題となります．

表4 潰瘍性大腸炎の手術適応

◆絶対的適応
1）全身状態の急性増悪
2）重篤な急性合併症：大腸穿孔・急性腹膜炎，中毒性巨大結腸症，大出血
3）大腸癌
◆相対的適応
1）難治例で入退院を繰り返しQOL（生活の質）が著しく損なわれている
2）ステロイドによる重篤な副作用のでるおそれがある
3）大腸外合併症：皮膚疾患や成長障害（小児）を合併して内科治療が困難
4）大腸合併症：狭窄，瘻孔，潰瘍，炎症性ポリープ，異型上皮など

〔厚生労働省特定疾患「難治性炎症性腸管障害」調査研究班〕

XI. 潰瘍性大腸炎

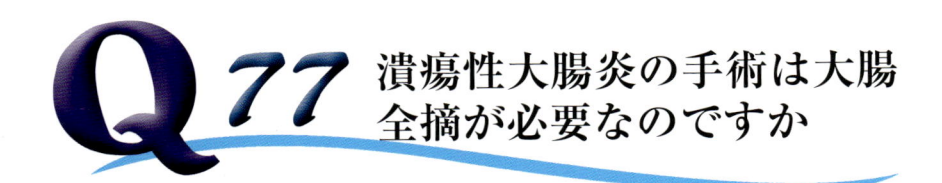

Q77 潰瘍性大腸炎の手術は大腸全摘が必要なのですか

A 大腸全摘術が一般的です

- 基本的には，潰瘍性大腸炎（UC）に対する標準術式は全大腸切除術です．

- 結腸を部分的に切除したなどの報告もありますが，その後病変が進行して全大腸切除が必要となったという報告もあります．

- また，残存した直腸に癌が発生する可能性があります．われわれの経験でも，残存直腸に癌が発生した症例を経験しています．

- 以上のことより，大腸全摘術が一般的です．

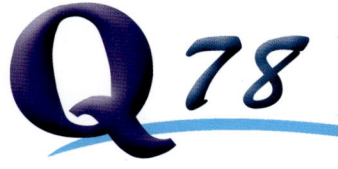

Q78 以前は，直腸を残した手術も多くあったと思います．直腸だけ残して経過をみるというのがよくありましたが，最近は行わないのですか

A 特殊な状況下で行われています

- 前述したように，潰瘍性大腸炎に対する標準術式は全大腸切除術です．

- ただ，直腸を残す手術もまったくないわけではなく，特殊な状況では存在しうる術式だと思います．

- たとえば，高齢者に対する手術では，もしその患者さんの直腸病変が軽度であれば，排便機能などを考慮し，直腸を残す術式も考えうるひとつの治療法となると思います．

- また，小児について，学童の症例で直腸の炎症がそれほどひどくない場合に，結腸を全摘して回腸−直腸吻合することにより早期の退院をして，将来的に必要となればパウチ（回腸嚢，pouch）の手術を二期的に行うという報告も過去にありました．ですから，直腸を残す回腸−直腸吻合というのは，ある意味では特殊な状況下で考えられる術式としてはあります．一般的な術式としては全大腸切除術です．

XI. 潰瘍性大腸炎

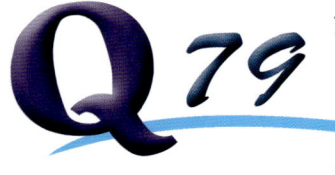

Q79 潰瘍性大腸炎に対する手術は，今後も全摘術が標準でしょうか．診断技術が向上して癌の発見が容易になれば，一度に全摘しなくてもよいのではと考えるのですが？

A 今後も全摘術が標準だと思います

前述したように，残存直腸に dysplasia あるいは癌が発生したという報告があること，もう一つは，癌が発生した場合，その周囲に dysplasia が本当にないのかを完全に否定することはなかなか難しいこと．その2点（将来的な癌化・dysplasia の発生の問題と，他の部位に dysplasia が存在しているかどうかを否定できないこと）を考慮して，全大腸切除が標準術式だと思います．

将来的に dysplasia・癌に対する診断技術が向上した場合に変わる可能性もあるのではないかとの質問ですが，もうひとつ重要な点として，直腸は，いったん手術を行った場合，再手術が非常に困難になるということです．したがって，パウチを作るのであれば初回の手術できちんと作らないと，直腸を少し残しておいて後からまたパウチを作るという手術は，手術の手技自体がかなり困難になる可能性があります．

■結腸全摘の場合は回腸-直腸吻合となり，骨盤内剝離は行われていないので，少し状況は良いですが，その場合でも，ちょっとでも骨盤内を剝離してしまうと再手術が困難になってしまいます．

■また，潰瘍性大腸炎の場合は，大腸を全摘すれば基本的に治癒が望めることから，術後のステロイドも不要となりQOLも向上します．そういった点からも全摘が勧められると思います．

XI. 潰瘍性大腸炎

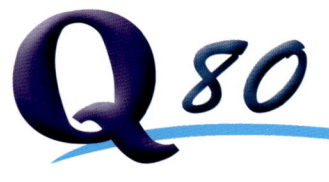

Q80 大腸全摘後の小腸パウチ作製にはさまざまな術式があるようですが，どれが標準なのでしょうか

A　IAA と IACA の二つの術式があります

現在の標準としては，大腸を全摘して，小腸でパウチ（回腸嚢，pouch）を作製し肛門管とつなぐという術式です（図27）．

この際，肛門管のすぐ上で残存直腸とつなぐ回腸嚢－肛門管吻合術の IACA（ileal pouch analcanal anastomosis）と，肛門管の中の直腸粘膜も剥ぎとってしまって歯状線でつなぐ回腸嚢－肛門吻合術の IAA（ileal pouch anal anastomosis）と 2 通りの手術があります（図28）．

肛門管の上でつなぐ IACA は，器械吻合でできる簡略な手技です．一方，歯状線でつなぐ IAA は直腸の粘膜を剥ぎとって吻合しますが，肛門側から手縫い吻合しますので，術式はより煩雑です．

IAA は煩雑ですが直腸粘膜が完全になくなるので，炎症や癌の心配が少なくなります．IACA では 2〜3cm の直腸粘膜が残るので，そこに癌が発生したり炎症が残る可能性があります．ただ，IACA の良いところは，手術の手技が簡略であると同時に肛門管が

しっかり残りますから，排便機能がIAAよりも若干よろしいという点です．

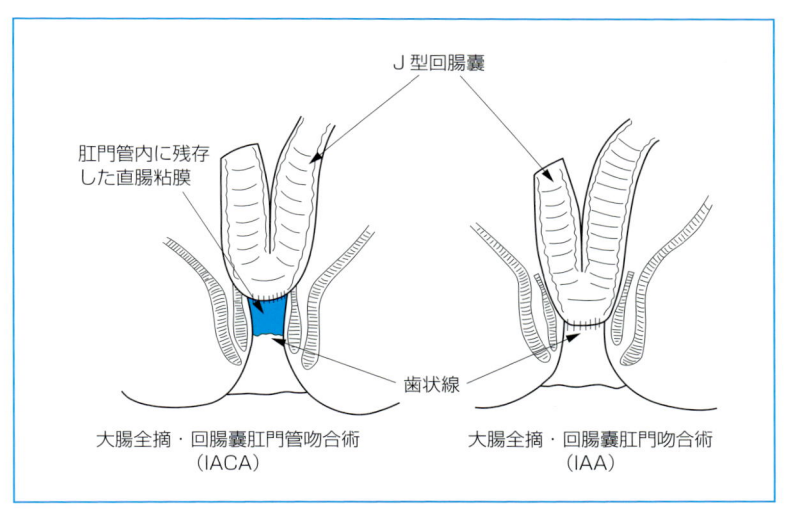

図27　大腸全摘術の術式

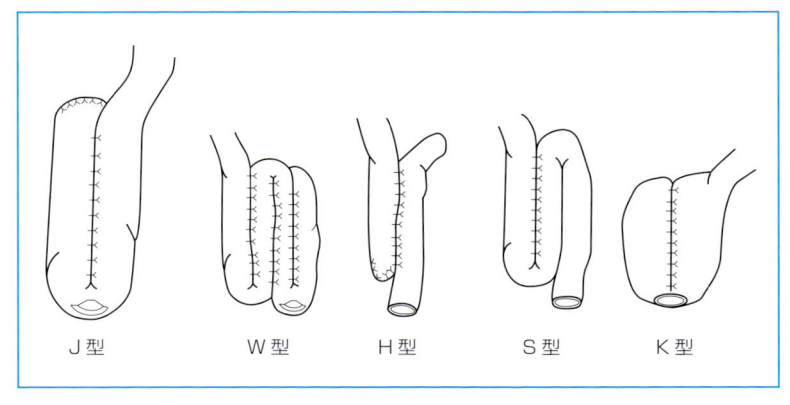

図28　pouchの作製方法

XI. 潰瘍性大腸炎

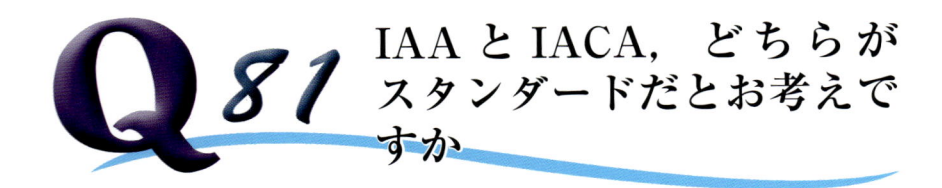

Q81 IAAとIACA，どちらがスタンダードだとお考えですか

A 施設の状況と患者さんの状況によります

現在の日本では施設によって異なります．ある施設に行くと，多くの場合IAAが選ばれていますし，ある施設ではIACAを多く選んでいます．いずれの施設もよく患者さんと相談したうえで術式を決定しているわけです．

私自身としては，基本的にはIACAを行っています．ただし，手術が癌・dysplasiaの場合，あるいは直腸の粘膜に強い炎症のある場合にはIAAを行って，粘膜も一緒に切除する手術を行います．

Q82 潰瘍性大腸炎の手術前ステロイド使用量(過去の総使用量と直前使用量)がどれくらいだと手術困難ですか

A 過去のステロイド総使用量は関係ありません

■ 過去のステロイド総使用量は,基本的には関係ありません.過去の量というよりも,その手術の時点で投与されているステロイドの量が術後の合併症などに影響を与えます.

■ 手術直前にステロイドが大量に投与されているからといって,手術が不可能というわけではありません.またステロイド減量や,免疫調節薬の併用などに変更する必要もありません.ただし,直前のステロイド量によって合併症の可能性が高くなりますので,手術方式(二期的か三期的手術)が異なります.

■ 相対的適応の手術の場合には,基本的にステロイドの投与量は少なければ少ないほど術後の合併症発生率は低くなりますので,一期的に手術できる可能性が高くなります.その意味では術前のステロイド投与量は少ないほうがよいのですが,多くの場合,手術が施行される症例は,重症例でステロイド投与量が多いにもかかわらず増悪しているようなケースが多いので,大量のステロイドが投与された状態で手術が行われることが多いのです.

XI. 潰瘍性大腸炎

術前ステロイド投与量が多い場合は二期的，三期的手術を行います．緊急手術で患者の全身状態が不良の場合三期的手術が選択されることが多いです．1回目の術後（① 大腸全摘＋回腸囊肛門吻合＋一時的回腸人工肛門造設，あるいは② 大腸亜全摘＋上行結腸瘻造設＋S状結腸粘液瘻造設術）にステロイドを減量していきます．3〜6カ月たってステロイドが十分に減量されたあと，二期的に回腸人工肛門閉鎖（①）あるいは回腸囊肛門吻合＋一時的回腸人工肛門造設（②）を行い，②の場合三期的に回腸人工肛門の閉鎖を行います．ですから，投与量はいくら多くても手術はできますが，この場合には二期，あるいは三期的な手術が選択されます．

XII. 人工肛門

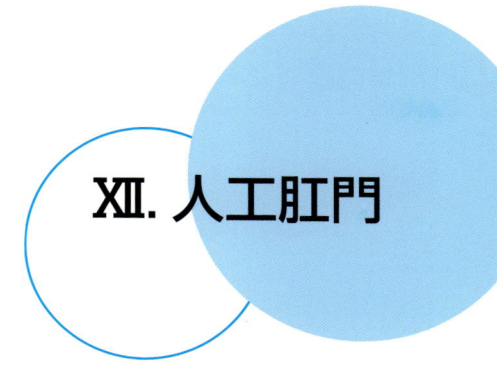

- Ⅰ. 結腸癌の術式
- Ⅱ. 直腸癌の術式
- Ⅲ. 腹腔鏡下手術
- Ⅳ. 経肛門的手術の位置づけは
- Ⅴ. 術後合併症
- Ⅵ. 進行癌の取り扱い
- Ⅶ. 術前,内科に求めること
- Ⅷ. 内視鏡治療の偶発症と手術
- Ⅸ. イレウス
- Ⅹ. 痔
- Ⅺ. 潰瘍性大腸炎
- Ⅻ. 人工肛門　Q83〜89
- ⅩⅢ. その他

XII. 人工肛門

Q83 ストマからの内視鏡検査を行っても大丈夫ですか

A 初回検査を慎重に行ってください

できます．ただ Miles 手術の術後の場合，S状結腸においてある人工肛門が，腹腔からみるとヘアピン状になっている場合もありますので，初回検査は慎重に行ってください．

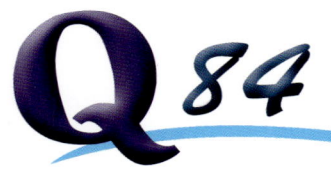

Q84 双孔式のストマ（二つ孔があいているもの）は，どちらが口側？ 肛門側？

A 基本的には頭側にあるほうが肛門側となるように作製します

基本的には頭側にあるほうが肛門側となるように作製します．装着したときに下のほうから排便が行われるようにするためです．ただし手術中の状況や外科医の好みによって，頭側が口側になっていることも実際には多くあると思います．

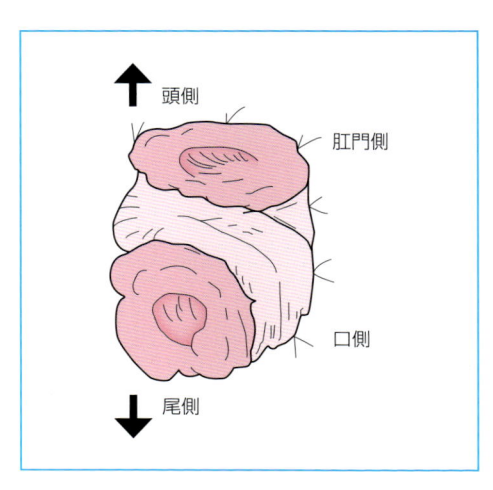

図29

XII. 人工肛門

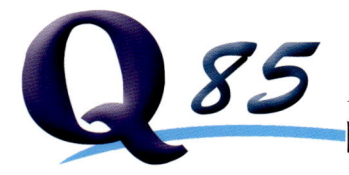

Q85 どのような場合に双孔式のストマになるのですか．一時的なストマの場合ですか

A 一時的なストマの場合です

■ 臨床上もっとも大切なのは，直腸癌で吻合が超低位になった場合，縫合不全予防のために，回腸あるいは横行結腸に人工肛門（covering stoma）を作る場合です．ストマを作らずに手術を終了し，術後縫合不全が生じた場合は，緊急で covering stoma を作製します．

■ 上行結腸を右半結腸切除し，吻合しない場合（イレウスや穿孔の場合など，浮腫があって一期吻合が危険である場合など）では，小腸と結腸の二連銃になります．

■ 狭窄を伴う切除不能進行直腸癌ではS状結腸や横行結腸に双孔式人工肛門が造設されますが，化学療法が奏効して切除可能にならないかぎり永久的ストマとなります．

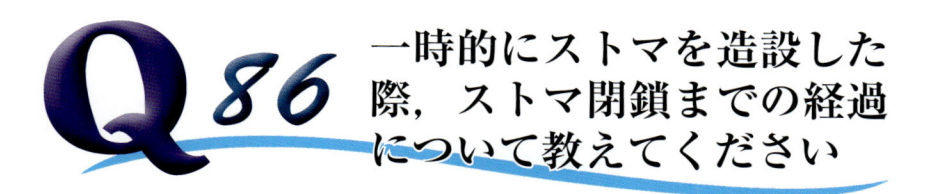

Q86 一時的にストマを造設した際,ストマ閉鎖までの経過について教えてください

A 3カ月から6カ月が多いと思います

■ **直腸癌**における,超低位前方切除やISRのcovering stomaの場合,およそ3カ月がストマ閉鎖の一般的な目安だと思います.術後補助化学療法が必要な場合は,補助療法が終了してからストマを閉鎖(約6カ月後)することが多いと思います.縫合不全の症例は,程度によると思いますが,造影などでリークが完全に閉鎖したのを確認してから,ストマを閉じます.

■ **穿孔**などの,緊急手術後の場合は,患者の全身状態を見ながら,閉鎖の時期を決定します.

XII. 人工肛門

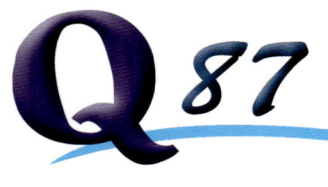

Q87 一時的なストマが永久人工肛門となる場合もあるのですか．それはどのような場合ですか

A あります

縫合不全の程度がひどく，強度に線維化し，高度狭窄を生じた場合，難治性の直腸腟瘻など瘻孔を形成した場合などは，ストマが閉鎖できないこともあります．また，ストマ閉鎖前に腫瘍が再発し，早期に全身化学療法を導入する必要がある場合なども，結局ストマを閉鎖できないことも起こりえます．

Q88 Hartmann手術後は，ストマと肛門から観察する必要がありますか

A 両方から観察してください

- ストマから内視鏡で口側の結腸を観察してください．

- また，残存直腸にも癌が発生する可能性がありますので，肛門から内視鏡で観察してください．

XII. 人工肛門

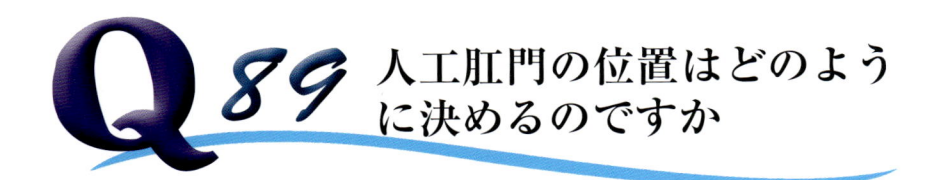

Q89 人工肛門の位置はどのように決めるのですか

A 患者さんがケアを行いやすい位置です

■ 患者さんが座って,自分でケアするときに一番やりやすい位置を目安に決めます.ケアをする際,座ったときに人工肛門が見えなかったり,やりにくい場所では毎日のケアが大変になりますので.

■ 直腸癌でMiles手術を行い,S状結腸人工肛門になるときは左側下.横行結腸に作製する場合には,もう少し上になりますし,回腸に作る場合には右下に作製します.解剖的な位置でなく,どの腸を外に出すかによって決まってきます.腸の長さによって理想的なところに出せないような場合には,腸管の長さを考慮して術中の判断でベストな位置に出します.

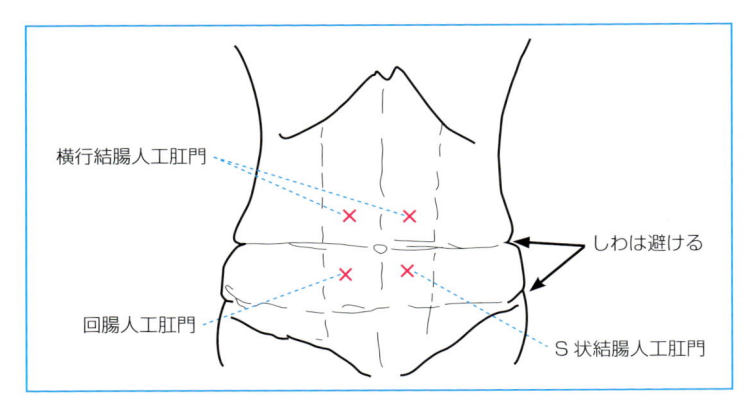

図30 手術と人工肛門の位置

XIII. その他

- I. 結腸癌の術式
- II. 直腸癌の術式
- III. 腹腔鏡下手術
- IV. 経肛門的手術の位置づけは
- V. 術後合併症
- VI. 進行癌の取り扱い
- VII. 術前, 内科に求めること
- VIII. 内視鏡治療の偶発症と手術
- IX. イレウス
- X. 痔
- XI. 潰瘍性大腸炎
- XII. 人工肛門
- XIII. その他　Q90〜98

XIII. その他

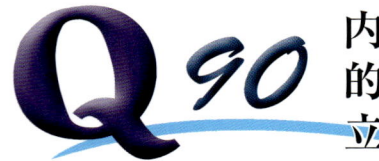

Q90 内視鏡治療に対する外科的切除の利点を外科医の立場から教えてください

A 確実性でしょう

内視鏡的な治療と比較しますと，外科的切除はデメリットが多いことは確かです．
ですが，

①ふつうの外科医であればだれがやっても根治できる確実性，

②治療が1回で行える（内視鏡治療後追加切除等の可能性のある病態に対しても，一期的にきちんとした手術ができる）ことは，外科的切除の大きなメリットだと考えます．

③近年は，腹腔鏡手術の普及により，開腹手術より低侵襲な手術が可能となっており，内視鏡治療と外科的切除の垣根は，以前よりは低くなっていると思います．

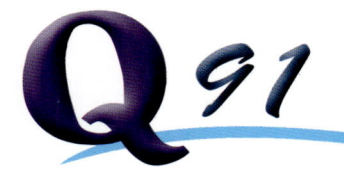

Q91 ESDなどの内視鏡治療後の追加手術はやりにくくなりますか

A 遅発性の穿孔後の外科手術以外は，とくに大きな影響はないと考えてよいです

遅発性の穿孔後の外科手術以外は，とくに大きな影響はないと考えてよいです．

XIII. その他

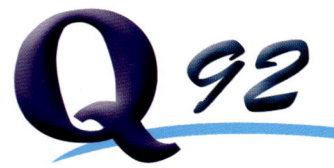

Q92 鼠径ヘルニア，腹壁ヘルニア患者への大腸内視鏡検査は行っても大丈夫でしょうか

A 行ってもよいが，慎重に

■ 行ってもよいと思いますが，入りにくい場合などは，ヘルニアに結腸が嵌頓していることなども考えられますので，X線透視を用いループの程度をみながら，十分注意しながら挿入する必要があります．

■ また，用手的に押さえるなどの工夫をしながらやる必要もあるでしょうが，ヘルニア嚢内に内視鏡が入ってしまうこともあるので，無理せず行うことが重要だと思います．送気も最小限にしてください．

■ 現在，内視鏡治療などでも用いられている二酸化炭素ガスを併用するのもよいと思います．

Q93 S状結腸多発憩室は大腸内視鏡検査を行っても大丈夫でしょうか

A 癒着に注意が必要です

要注意です．憩室炎などにより腸管が癒着して曲がって走行している場合などは，ループを形成すると，ストレートに無理に解除する際に穿孔を起こす可能性もありますので，きわめて十分な注意が必要です．

XIII. その他

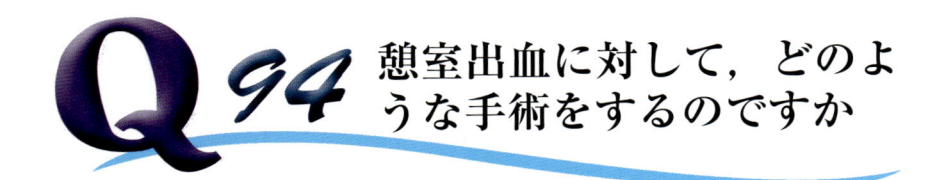

Q94 憩室出血に対して，どのような手術をするのですか

A　出血部位によりますが，同定できない場合は結腸亜全摘になることもあります

- 基本的に出血している憩室部を含めた結腸切除を行います．たとえば病変がS状結腸にあればS状結腸切除，上行結腸にあれば右半結腸切除を行います．

- ただし，右側結腸と左側結腸に憩室が多発しており大出血で出血源が不明の場合，結腸亜全摘を行うこともあります．

Q95 FAPは大腸全摘が必要ですか

A タイプによって違いますが，予防的治療としては全摘です

- 家族性大腸腺腫症（familial adenomatous polyposis；FAP）は，タイプによって異なります．ポリープの密度によって，①密生型，②非密生型，③ attenuated type に分けられます．

- 密生型のタイプですと，40歳までに大腸癌が発生する確率が50％ありますから，予防的治療として基本的に大腸全摘術が勧められます．残存直腸の癌発生の頻度が高いことより，癌発生部分のみの部分切除は勧められません．

- attenuated type は，より少ないポリープと，ポリープがより口側に認められる傾向があり，大腸全摘ではなく，結腸全摘・回腸直腸吻合が選択されることもあると思います．

- 全摘術ですと術後のサーベイランスの負担も少なくなりますし，潰瘍性大腸炎の手術の項目でも述べましたように，pouch 造設後の QOL も高く，仕事上の支障も少ないと考えます．

XIII. その他

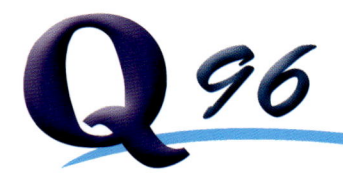

Q96 外科医の経験から，内視鏡時の腸間膜付着側や周在性の見分け方をご教示ください

A 難しいです

- 外科医の経験からみても内視鏡時の腸間膜付着側や周在性の見分け方は，きわめて難しいと思います．

- あまりにも部位によって条件がいろいろ異なりますし，非常に難しいと思います．

- 肝彎曲などでは腸管の軸の方向から類推することが可能なこともあります．

Q97 外科医がやりたくないリスクの高い手術とは？

A 内視鏡治療後の腹膜炎で，長期間経過した症例です

- **大腸穿孔**による腹膜炎で，長期間経過した症例は腹腔内の汚染がひどく，全身状態の悪化（ショック，凝固異常など）により，術後管理に難渋することがしばしばあります．

- **内視鏡治療後の穿孔**に対する外科手術は，とにかく時機を逸しないことがきわめて重要だと思います．

XIII. その他

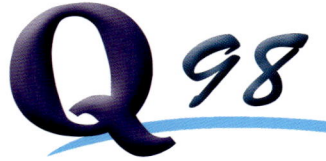

Q98 できる限り内科で保存的治療を行って欲しい消化器疾患とは？(外科医の立場から)

A 直腸早期癌です

■ 直腸の早期病変は，内視鏡治療をやっていただくと非常に助かります．内視鏡できれいにとってもらうのが一番いいわけです．

■ なぜかといえば，①外科で手術を行うと機能障害が大きいこと，②経肛門的な局所切除はやりにくいこと．③直腸は，ESD のように広範囲に内視鏡切除しても狭窄が起こりにくいので，問題になることが少ないといった点があげられます．

■ また，クローン病に対する手術は，患者さんの QOL 向上の観点から外科医にとってやりがいのある手術の一つですが，術後の再手術率が高く，そういう意味では内科での治療で粘れるものなら内科で診ていただきたいと思います．

【本書企画アンケート協力者一覧】

本書を企画するに当たり，本書で取り上げるべき質問内容（外科医に聞いてみたいこと）をアンケート形式で募集いたしました．下記の方々より多くの質問項目・内容をご提案いただきました．ご協力に心より感謝いたします．
（五十音順）

五十嵐 正広	がん研有明病院内視鏡診療部部長
五十嵐 良典	東邦大学医療センター大森病院消化器内科教授
今村 哲理	JA北海道厚生連札幌厚生病院副院長
入澤 篤志	福島県立医科大学会津医療センター準備室（消化器内科）教授
梅垣 英次	大阪医科大学第二内科准教授
樫田 博史	近畿大学消化器内科教授・消化器内視鏡部長
河合 隆	東京医科大学病院内視鏡センター教授
小池 智幸	東北大学病院消化器内科
小林 広幸	福岡山王病院消化器内科部長
斎藤 豊	国立がん研究センター中央病院消化管腫瘍科副科長
砂田 圭二郎	自治医科大学消化器内科講師
田中 信治	広島大学病院内視鏡診療科教授
藤城 光弘	東京大学医学部附属病院光学医療診療部准教授
松本 健史	順天堂大学医学部消化器内科
村上 晶彦	岩手県立中央病院地域医療支援部長　内視鏡科長

和文索引

い

イレウス　108, 111
　癌性——　115
　機械的——　108
　絞扼性——　108, 110, 114
　単純性——　108
　癒着性——　108, 110, 112
イレウスチューブ　115, 117
　経肛門的——　115
疣痔　122

え

永久人工肛門　28, 142
壊疽性筋膜炎　92
円柱上皮　40

か

カルチノイド　64
外痔核　120
回腸囊　70
解剖学的肛門管　41
潰瘍性大腸炎　126, 128, 130
　——手術適応　126
　——絶対的適応　126
　——相対的適応　126
家族性大腸腺腫症　151
癌性腹膜炎　77
肝転移　75

き

切れ痔　122

く

クローン病に対する手術　154

け

経口フッ化ピリミジン系抗癌剤　74
経肛門的局所切除術　65
経肛門的外科切除　63
憩室出血　150
外科的肛門管　41
結腸癌　14
　——切除範囲　14
結腸進行癌　46

こ

高位前方切除　29, 32
後腹膜にガスがある場合　99
肛門縁　29, 41
肛門管　41
　解剖学的——　41
　外科的——　41
肛門直腸線　41

し

歯状線　29, 41
痔の手術適応　124
術後の後遺症　24
　——S状結腸癌　24
　——性機能障害　24
　——直腸癌　24
術後の漏便　33
術後補助化学療法　74
　——位置づけ　74
　——適応　74
術前ステロイド使用量　135
　——が多い場合　136
術中内視鏡　84
腫瘍からの腸管切除距離　23
進行癌の切除範囲　17
人工肛門
　——になる可能性　28
　——の位置　144

す

ストマ　138
　——からの内視鏡検査　138
　一時的——　141, 142
　双孔式——　139, 140
ステロイド使用量（術前の）135, 136

せ

性機能障害
　直腸癌術後の——　68
穿孔　98
　——時の緊急手術　102
　下行結腸——　93
　上行結腸——　93
　下部消化管——　95
　上部消化管——　95
　直腸——　92
　内視鏡治療後——　155

そ

早期癌の切除範囲　17
側方郭清　43
側方郭清術
　自律神経温存——　68
鼠径ヘルニア
　——大腸内視鏡検査　148

た

大腸全摘術　128
　——の術式　133
大腸全摘後の小腸パウチ作製　132
脱肛　123

単純X線写真　96

ち

注腸造影撮影　85, 86
　　術前の――　85
腸管切除距離　23
超低位前方切除　32
直腸LST　64
直腸Rbの穿孔　94
直腸癌　28
直腸癌術後
　　――の性機能障害　68
　　――の排尿障害　68
直腸切断術　29
　　腹会陰式――　32
直腸早期癌　154
　　――に対する手術　43
直腸脱　123
直腸粘膜　40
直腸の穿孔　92

て

低位前方切除　29, 32
　　――術後合併症　33
点墨　80, 82
　　――打ち方　81

な

内痔核　120
内視鏡穿孔と人工肛門　104, 105, 106
内視鏡時の腸間膜付着側や周在性　152
内視鏡治療に対する外科的切除の利点　146
内視鏡治療後
　　――の穿孔　153
　　――の追加腸切除　17
内視鏡治療後の腹膜炎
　　長期間経過した――　153

は

ハイリスク症例　74
排尿障害
　　直腸癌術後の――　68

ふ

フルニエ症候群　92
腹会陰式直腸切断術　32
腹腔鏡下手術　46
　　――欠点　48
　　――とESDとの棲み分け　53
　　――と手術既往　52
　　――におけるリンパ節郭清　54
　　――の限界　51
　　――費用　49
　　――標準化　56
　　――利点　48
　　早期の上部直腸癌と――　55
腹水を伴う腫瘍　77
腹壁ヘルニア
　　――大腸内視鏡検査　148
腹膜播腫　77

へ

ヘルマン氏線　41
便の失禁　33
扁平上皮　41

ほ

縫合不全　33

ま

マーキング　80

み

密生型FAP　151

も

盲腸癌の切除範囲　14

よ

用手補助下腹腔鏡手術　57

れ

裂肛　122

欧文索引

A
APR（直腸切断術） 29
attenuated type FAP 151
AV：anal verge 29, 41

B
Bauhin 弁 16

C
CT 96
3D-CT 86

D
D1 郭清 20
D2 郭清 17, 18, 20
D3 郭清 17, 20

E
EMR 83
　——による穿孔 9
　——による穿孔の手術適応・時期 103
　早期癌—— 83
ESD 65
　——後の追加手術 147
　——と腹腔鏡下手術との棲み分け 53
ESD 後穿孔 90, 91
　——後クリップ縫縮術 100
　——と人工肛門 104
　——の手術適応・時期 103

F
FAP：familial adenomatous polyposis 151
free air 92, 93, 94, 96, 100

G
GIST 64

H
HALS：hand assisted laparoscopic surgery 57
HAR（高位前方切除） 29
Hartmann 手術 34, 36, 143

I
IAA：ileal pouch anal anastomosis 132, 134
IACA：ileal pouch analcanal anastomosis 132, 134
ISR：intersphincteric resection 28, 30

L
LAR（低位前方切除） 29

M
Miles 手術 32, 34, 38
MITAS：minimally invasive transanal surgery 65

P
polysurgery 113
pouch の作製方法 133
　大腸全摘後の——作製 132

S
S 状結腸多発憩室
　——大腸内視鏡検査 149
Stage Ⅱ 74
Stage Ⅲ 74
Stage Ⅳ 76

T
TEM：transanal endoscopic microsurgery 60, 65
　——利点 62
TME：total mesorectal excision 39
TSME：tumor specific mesorectal excision 39

いまさら聞けない
内視鏡医が知りたい大腸外科 98 の疑問

2011 年 8 月 25 日　第 1 版 1 刷発行

編　著	渡邉　聡明／秋吉　高志
執筆協力	樫田　博史
発行者	増永　和也
発行所	株式会社 日本メディカルセンター
	東京都千代田区神田神保町 1-64（神保町協和ビル）
	〒101-0051　TEL 03（3291）3901（代）
印刷所	シナノ印刷株式会社

ISBN978-4-88875-239-8

©2011　乱丁・落丁は，お取り替えいたします．

本書に掲載された著作物の複写・転載およびデータベースへの取り込みに関する許諾権は日本メディカルセンターが保有しています．

JCOPY ＜(社)出版者著作権管理機構　委託出版物＞

本書の無断複写は著作権法上での例外を除き禁じられています．複写される場合は，そのつど事前に，(社)出版者著作権管理機構（電話 03-3513-6969, FAX 03-3513-6979, e-mail：info@jcopy.or.jp）の許諾を得てください．